BEI GRIN MACHT SICH IHR WISSEN BEZAHLT

AF152065

- Wir veröffentlichen Ihre Hausarbeit,
  Bachelor- und Masterarbeit

- Ihr eigenes eBook und Buch -
  weltweit in allen wichtigen Shops

- Verdienen Sie an jedem Verkauf

Jetzt bei www.GRIN.com hochladen und kostenlos publizieren

GRIN

Bibliografische Information der Deutschen Nationalbibliothek:

Die Deutsche Bibliothek verzeichnet diese Publikation in der Deutschen National-
bibliografie; detaillierte bibliografische Daten sind im Internet über http://dnb.d-
nb.de/ abrufbar.

Impressum:

Copyright © 2014 GRIN Verlag
Druck und Bindung: Books on Demand GmbH, Norderstedt Germany
ISBN: 9783656669128

Dieses Buch bei GRIN:

https://www.grin.com/document/274284

Johann Marek

Vom Umgang mit Belastungen im Gesundheitswesen.

Qualitätsentwicklung in der Ausbildung „Ergotherapie"

GRIN Verlag

GRIN - Your knowledge has value

Der GRIN Verlag publiziert seit 1998 wissenschaftliche Arbeiten von Studenten, Hochschullehrern und anderen Akademikern als eBook und gedrucktes Buch. Die Verlagswebsite www.grin.com ist die ideale Plattform zur Veröffentlichung von Hausarbeiten, Abschlussarbeiten, wissenschaftlichen Aufsätzen, Dissertationen und Fachbüchern.

Besuchen Sie uns im Internet:

http://www.grin.com/

http://www.facebook.com/grincom

http://www.twitter.com/grin_com

Vom Umgang mit Belastungen im Gesundheitswesen.

Qualitätsentwicklung in der Ausbildung „Ergotherapie"

Vorwort

Diese Ausarbeitung (qualitative Forschung) gehört in die Rahmung „wissenschaftliches Arbeiten" mit nachstehend genannten Büchern des Autors und rundet dies Thema ab.

Einführung in wissenschaftliches Arbeiten für Lernende in Gesundheitsfachberufen. Grin. München.
- „Grundlagen"

Der Weg des Lernens" für Betroffene im Umfeld der Diagnose Demenz Typ Alzheimer. Grin. München.
- „eine Bachelor-Thesis im Fokus

„Rezeptur" für die Erstellung einer kleinen empirischen Forschungsstudie. Grin. München.
- „quantitative Forschung – Arbeitsstudie"

Themengebiet:

Das Gesundheitswesen in Deutschland steht seit Jahren immer wieder im Fokus. Aufgrund der demografischen Veränderung unserer Gesellschaft und den daraus abzuleitenden gesellschaftlichen Auswirkungen wächst vermehrt die Sorge der Bürger, gerade im Alter, nicht mit der notwendigen Qualität in Gesundheitseinrichtungen betreut zu werden. Themen wie Fallpauschalen, Pflegestufen, falsche Anreizsysteme, geringe Standards, Überlastung des Personals, niedrige Lohnniveaus und mangelnde Ausbildung des Personals im Gesundheitswesen stehen allenthalben in der Tagespresse. Nachstehende Ausarbeitung versucht einen knappen Überblick zu o. g. Themen zu geben und im weiteren Verlauf bzgl. des Themenpunktes „Ausbildung" anhand *einer empirischen qualitativen Studie (Textanalyse)* die Hypothese zu generieren: „Qualität beginnt vorne"; meint Qualität ist planbar und macht sich bezahlt!

Johann Marek, Stuttgart 2014

Inhaltsverzeichnis

Abkürzungsverzeichnis

BMG	Bundesministerium für Gesundheit
BW	Baden Württemberg
DGRh	Deutsche Gesellschaft für Rheumatologie e.V.
DVE	Deutscher Verband der Ergotherapeuten e. V.
EFQM	European Foundation for Quality Management
GBE	Gesundheitsberichtserstattung des Bundes
G-DRG	German Diagnosis Related Groups Fallpauschalen-System
GKV	Gesetzliche Krankenversicherung
IV	Integrierte Versorgung
KKH	Krankenhaus
MDK	Medizinischer Dienst der Krankenkassen
OECD	Organization for Economic Co-operation and Development
Org.	Organisation
SBV	Sektorübergreifende Betreuungs- und Versorgungskonzepte
SGB	Sozialgesetzbuch
WHO	World health organization

Abbildungsverzeichnis

Tabellenverzeichnis

1. Einleitung

Das Gesundheitswesen mit seinen aktuellen Problemen und Zukunftsaussichten ist das aktuelle Thema in unserer Gesellschaft. Eine spürbare Folge ist eine wachsende Skepsis in der Bevölkerung in Hinblick auf die Leistungsfähigkeit des Gesundheitssystems. Kenntnisse der Abläufe, Aufgaben und Funktionen des Gesundheitswesens sind notwendig, um sich ein Bild über die Zukunft dieses zentralen Sektors unserer Gesellschaft zu machen und um sich einzumischen. Denn die Bedeutung des Gesundheitswesens wird in den kommenden Jahrzehnten noch weiter wachsen. Deutschland ist eine alternde Gesellschaft. Dafür ist einerseits die geringe Geburtenzahl verantwortlich und andererseits die noch immer zunehmende Lebenserwartung. Menschen über 60 Jahre werden in einigen Jahren die Mehrheit der Bevölkerung stellen. Mit der größeren Zahl älterer Bürgerinnen und Bürger wird auch der Bedarf an Gesundheits- und Pflegeleistungen wachsen (vgl. BPB, 2014, Abs. 4).

1.1 Problemstellung

„Der Putz bröckelt, die Badezimmerkacheln platzen zum Teil aus den Fugen und die Rehaeinrichtungen sind hoffnungslos veraltet". Hört man die Klagen der Deutschen Krankenhausgesellschaft, ist das hierzulande keine Seltenheit. Es mangelt an Investitionen in Gebäude, die von den Ländern zu bezahlen wären, aber zu dürftig ausfallen. Dass viele Krankenhäuser sich Fremdkapital für Instandhaltung leihen müssen, ist auch ein Grund dafür, dass jede zweite deutsche Klinik rote Zahlen schreibt.

In allen politischen Lagern und selbst bei den Krankenkassen ist der Investitionsstau der Kliniken als echtes Problem anerkannt. Eine Bund-Länder-Kommission soll sich in regelmäßigen Abständen treffen und eine Reform entwerfen. Gesundheitsminister Hermann Gröhe (CSU) hat deren Eckpunkte dieser Tage skizziert (Stuttgarter Zeitung, 17. 4. 2014), „... er ist aber nicht weit über das hinausgegangen, was im Koalitionsvertrag steht. Aufsehen erregte allenfalls seine Aussage zu einem weiteren Bettenabbau: Nur 77 Prozent der Betten seien bundesweit ausgelastet. Im Jahresdurchschnitt stünden von den 501 000 Krankenbetten etwa 113 000 leer. „Vielleicht ist ein Abbau oder eine Umwandlung überzähliger Krankenhausbetten sinnvoll", meint Gröhe (ebenda),

Dabei liegt die Bettenauslastung offenbar im Durchschnitt der Länder der OECD, wo sie 2007 bei 75 Prozent lag. Der Bettenabbau bzgl. Überkapazität läuft bereits seit Langem; vor gut einem Jahrzehnt gab es hierzulande 60 000 Klinikbetten und 200 Krankenhäuser mehr als heute. Mit ein paar Betten weniger werde es aber nicht getan sein, sagt Ann Marini vom Spitzenverband der Gesetzlichen Krankenversicherungen: „Wir hoffen, dass man im Reformprozess schnell an die Strukturen geht."

Für die Krankenkassen - die für Betriebskosten wie Gehälter und Energie zuständig sind - werden die Krankenhäuser immer teurer. Jeder dritte Euro fließt in den Sektor: Binnen fünf Jahren schnellten die Kosten für die gesetzlichen Kassen von 52 Milliarden (2008) hoch auf 64,2 Milliarden Euro (2013); 70 Milliarden Euro Ausgaben werden in diesem Jahr erwartet (vgl. ebenda).

Ein Grund sind die beharrlich steigenden Behandlungszahlen, die Experten nicht allein mit der demografischen Entwicklung erklären. Die Eingriffe werden mit Fallpauschalen vergütet, und von diesen gelten einige als „lukrativ" bei der Abrechnung.

Zum Teil werden die im internationalen Vergleich vielen Operationen bei Bandscheiben, Knie- und Hüftgelenken damit erklärt. Es besteht der Verdacht, dass nicht alle medizinisch notwendig sind. Ein Qualitätsinstitut soll gegründet werden und die jährlichen Qualitätsberichte der Kliniken sollen für Patienten lesbar verfasst werden (vgl. ebenda).

Eine Frage ist „Was ist eine Patient wert" und die Folgefrage ist „Welche Anreize gibt es darin". Sind die Fallzahlen aufgrund falscher Anreize gestiegen (Deutschland ist „OP-Weltmeister"); werden Kosten verlagert in die Reha Anschlussheilbehandlung: - Thema „Blutige Entlassung". Das Ärzteblatt schreibt hierzu: „Kein Vergütungssystem ist frei von Anreizen. Diese einfache Erkenntnis gilt auch für das G-DRG-System. Es setzt Anreize für Leistungserbringer zur Leistungs- und Fallzahlsteigerung sowie zur Spezialisierung. Als „positive" oder beabsichtigte Anreize gelten diejenigen zur Verweildauerverkürzung, zur Transparenzerhöhung, zur Förderung von Wirtschaftlichkeit und Wettbewerb im Krankenhaus beziehungsweise unter den Krankenhäusern.
Die zu beobachtenden Trends, die zum Teil auch schon vor der Einführung des G-DRG-Systems begonnen haben, unterstreichen die Wirksamkeit des mit der DRG-Einführung eingeschlagenen Weges.

Der ‚Barmer-GEK-Report Krankenhaus 2010 bescheinigt, dass die Krankenhausversorgung in den letzten zwei Jahrzehnten (. . .) gemessen an der durchschnittlichen und altersgewichteten stationären Gesamtverweilzeit (. . .) deutlich effizienter geworden sei."(Ärzteblatt 2012).

Nachstehende Abbildung zeigt so eine Fallpauschalenregelung zum einer Kniegelenkimplantation.

I44B 1448: Implantation einer bikondylären Endoprothese oder andere Endoprothesenimplantation / -revision am Kniegelenk, ohne äußerst schwere CC

| 08 | MDC 08 Krankheiten und Störungen an Muskel-Skelett-System und Bindegewebe | Anz. DRGs: **134** | N: **376.448** |

Fallzahl Normallieger		Verweildauer		PCCL		Geschlecht		Alter			
	16.802	Kurzlieger	1,00%	0	50,64%	Männlich	34,82%	< 28 Tage	0,00%	30 - 39 Jahre	0,14%
v. MDC:	4,46%	Normallieger	93,50%	1	2,65%	Weiblich	65,17%	28 T. - < 1 Jahr	0,00%	40 - 49 Jahre	2,39%
v. gesamt:	0,70%	Langlieger	5,50%	2	30,63%	Unbestimmt	0,01%	1 - 2 Jahre	0,00%	50 - 54 Jahre	4,48%
		1. Tag mit Abschlag	3	3	16,07%			3 - 5 Jahre	0,00%	55 - 59 Jahre	6,03%
		1. Tag zus. Entgelt	17	4	0,00%	Fallkosten		6 - 9 Jahre	0,00%	60 - 64 Jahre	12,64%
Bewertungsrelation		Mittl. arithm. VWD	11,8			Arith. MW	6.316,97	10 - 15 Jahre	0,00%	65 - 74 Jahre	41,80%
	2,351	Standardabw. VWD	2,3			Std. Abw.	1.228,67	16 - 17 Jahre	0,01%	75 - 79 Jahre	18,72%
								18 - 29 Jahre	0,03%	80 Jahre u. älter	10,90%

Abbildung 1: Fallpauschale

Daraus ist ersichtlich, dass die durchschnittliche Verweildauer eines Patienten im Krankenhaus ca. 12 Tage ist. Dass mehrheitlich OP's (80 %) in einem Alter ab 50 Jahre stattfindet (mehrheitlich Frauen). Falls es nun gelingt bei den „Normalliegern" die Verweildauer um nur einen Tag zu senken, dann sind schon min. 200 Euro pro Patient mehr eingenommen, als durch Fallpauschale gedeckt ist (Kalkulation in G-DRG durchschnittlich € 6.316 = „Wert des Patienten"). Also könnte man von „guten Patienten" sprechen bzw. von „schlechten Patienten" hinsichtlich Krankheitsbild – den o.g. ist Standard-OP in Deutschland.

Aber es geht nicht allein um Betten, Investitionen. Zuschüsse, Verteilungsschlüssel und Anreizsysteme, sondern zuerst um die Qualität der Leistungen am Patienten. Leistungen wie ärztliche Versorgung, Rehamaßnahmen, Pflege, Pflegebedürftigkeit, Qualifikation und Ausbildung. Und nicht zu vergessen: Ausbildung und Weiterbildung der im Gesundheitswesen Beschäftigten. Allenthalben wird von Belastungen im System „Gesundheitswesen" berichtet. Ärzte und Pflegepersonal sind in einer ständigen Überstundenflut. Unterbezahlung wird angemahnt, psychische Belastungen und Überforderungen münden oft in inneren Kündigungen, Krankheit oder sogar in Arbeitskämpfen. Es scheint sich um einen systemisch bedingten Fehler zu handeln; schon oft beginnend in der Ausbildung des medizinischen und nicht medizinischen

Personals. Dies ist m. E. ein Qualitätsmangel schon vorweg, der sich manifestiert bis weit in die Beruflichkeit hin. Es geht insgesamt um Qualität in der Menge, der Anreizsysteme, der Art der Leistungen, der planbaren Finanzmittel, der Investitionshöhen, der Prozessansätze und der Transparenz, wie auch um den Einsatz des Personals, das scheinbar allenthalben überfordert ist. Und es geht um den Patienten! Es sind Belastungen, die das Makrosystem (Staat und Gesellschaft), das Mesosystem (z. B. Organisationen wie Krankhäuser, Krankenkassen) und das Mikrosystem (Patient, Beschäftigter im Gesundheitswesen) betreffen.

„Qualität[1] beginnt vorne" - so eine erkenntnisleitende Arbeitshypothese dieser Arbeit und „Vorne", so wie in dieser Arbeit verstanden, beginnt z. B. bereits in der Ausbildung von medizinischen und nicht medizinischen Personal.

1.2 Fragestellungen und Zielsetzung

Die Themen, die diese Arbeit streift, sind so organisiert, dass Top Down - also von Makro- über Meso- auf die Mikroebene aktuelle Sichten dargestellt werden. Einige aktuelle Belastungen des Gesundheitswesens (Kliniken und Umfeld) und inhärenter Themen unter Qualitätsgesichtspunkten (Nutzerorientiert) werden in knapper Form dargestellt - wie:

- Wesentlichen Rahmenbedingungen im Gesundheitswesen und welche Chancen und Risiken darin in der Zukunft verbunden sein können.
  o Nach der Effizienz des Gesundheitswesens.
  o Einer besseren Beratung von Pflegebedürftigen bzgl. Pflegestützpunkten und nach dem Wirkungsgrad der Qualität.
  o Mögliche Kooperationsmodelle.
  o Leitlinien und Behandlungspfade.
  o Leistung sektorübergreifend und den darin möglichen Formen von Care und Case Management.
- Ergotherapeutische Leistungen.
- Ausbildung Ergotherapie.

---

[1] Gesamtheit der charakteristischen Eigenschaften (einer Sache, Person); Beschaffenheit – in dem Falle eine gelungene moderne und nachgefragte Ausbildung

Der Fokus der intendierten Studie dieser Arbeit richtet sich jedoch speziell auf die in Ausbildung der in der Therapie und Rehabilitation arbeitenden Therapeuten - hier vorzugsweise auf Ergotherapeuten, die gerade bezogen auf die demografische Entwicklung (alternde Gesellschaft), die oft wichtige Aufgaben haben, nämlich unseren „Alten" die notwendige Alltagskompetenz soweit und solange wie möglich zu erhalten. Die Forschungsfrage, die im Rahmen dieser empirischen qualitativen Studie bearbeitet wird und eventuell Hypothesen generierend wirken kann ist:

„Inwieweit wird die durch den Ausbildungsträger zu vertretende mangelnde Qualität von angehende Ergotherapeuten wahrgenommen und als Belastung empfunden."

1.3 Gliederung der Arbeit

Nach dieser Einleitung / Hinführung zum fokussierten Thema werden im zweiten Kapitel der Arbeit knapp die Rahmenbedingungen des Gesundheitswesens erläutert. Das dritte Kapitel behandelt in kurzer Form jeweils die Themen nach der Qualität und Belastung der v. g. Leistung, Sektor übergreifende Konzepte, Stellenwerte von Leitlinien und Behandlungspfade und das Case- wie auch das Care Management. Das darauf folgende vierte Kapitel beschreibt das Tätigkeitsbild von Ergotherapeuten und deren grundsätzliche Ausbildung. Das fünfte Kapitel bildet das Kernstück dieser Arbeit - eine an einer „Schule für Ergotherapie"[2] (nachstehend Schule genannt) stattfindende empirisch qualitative Studie zum „Umgang mit Belastungen in der ergotherapeutischen Ausbildung". Ausbildungsteilnehmer, die ihre Ausbildung vor zehn Jahren beendeten (mittels Staatsexamen) werden zu ihrer Belastungssituation und zu ihrer Einschätzung der damals bestehenden Qualität der Angebote der Schule befragt. Das Schlusskapitel bietet eine Zusammenfassung und in den Anhängen sind u. a. die relevanten empirischen Detaildaten der Erhebung sowie Auswertungen enthalten.

---

[2] Anm. d. V.:Die Herkunftsdaten der Schule wurden nicht nur anonymisiert, sondern auch vom Autor verfälscht – insofern ist kein Rückschluss auf die Schule, weder örtlich, zeitlich noch organisatorisch möglich.

2. Rahmenbedingungen

Die wesentlichen Rahmenbedingungen für das Gesundheitswesen beschreiben Einflüsse und Wirken auf Selbiges - im Grund beschreiben diese einen systemischen Wandel in der Gesellschaft, der auf einzelne Kausalitäten allein nicht zurückzuführen ist. Insofern kann nicht nur Deutschland allein betrachtet werden, sondern ist aufgrund seiner Abhängigkeit der Wirtschaft im globalen Zusammenhang zu sehen (vgl. Schubert / Pabst / Lier 2011, S. 12).

Die Rahmenbedingungen lassen sich in drei Hauptgruppen unterteilen (ebenda, S 12f):

1. Gesellschaftliche Rahmenbedingungen,
2. Politische und rechtliche Rahmenbedingungen und
3. Strukturelle Rahmenbedingungen.

Die Fokussierung in diesem Kapitel bezieht sich auf „gesellschaftliche Rahmenbedingungen" und hier im speziellen auf die Auswirkungen und letzthin zu den Konsequenzen im (nicht nur) Gesundheitswesen, die gezogen werden (müssten). Wie Schubert et al. dies in kompakter Form schildern, führt dies zu einer nicht reversiblen (Alters) Struktur unserer Gesellschaft und letzthin zu gravierenden Folgen für die wirtschaftliche Wettbewerbsfähigkeit und Zukunft der Sozialversicherungssysteme (vgl. Schubert / Pabst / Lier 2011, S. 12).

Es sind im Wesentlichen zwei Hauptmerkmale, die sich nachhaltig auswirken werden:

1. Der Geburtenrückgang.
2. Die Lebenserwartung steigt aktuell.

Zahlen, Daten und Fakten liegen in vielfältiger Form vor und aktuelle Diskussionen bestimmen auf allen gesellschaftlichen Ebenen (z. B. Altersarmut - Zuschussrente) die Tagespresse. „Schlagworte", die in diesem Zusammenhang zu sehen sind: Alterung der Gesellschaft, Beschäftigungsrückgang der „Alten" und da die notwendigen „jungen" Arbeitskräfte nicht mehr vorhanden sind wird in dem Zusammenhang Arbeit verlagert ins Ausland, das wiederum zu einer verminderten Konsumentenrente führt.

Eine Stigmatisierung der Alten findet statt, was letzthin zu Verteilungskämpfen in der Gesellschaft führt etc. Und da Menschen länger leben, verlängert sich insofern auch deren Zeitraum, in dem diese „krank" sind (Expansionstheorie), somit steigen auch wiederum die Kosten für das Gesundheitswesen - somit für die Allgemeinheit (ebenda, S.14). Ein Schlagwort hierbei herausgegriffen sind die steigenden Kosten im Rahmen des demografischen Wandels" - hierzu nachstehend ein Diagramm.

Tabelle 1: Entwicklung der Bevölkerung Deutschlands bis 2060 [1]						
Variante 1 - W2: Obergrenze der "mittleren" Bevölkerung						
Geburtenhäufigkeit: 1,4 Kinder je Frau, Lebenserwartung: Basisannahme, Wanderungssaldo: 200 000 ab 2020						
Art der Nachweisung	31.12. des Jahres					
	2008	2020	2030	2040	2050	2060
Altenquotient mit Altersgrenze 67 Jahre						
Bevölkerungsstand 1000....	82 002	80 437	79 025	76 757	73 608	70 120
2008 = 100....	100	98,1	96,4	93,6	89,8	85,5
unter 20 Jahre 1000....	15 619	13 708	13 229	12 375	11 480	11 015
%....	19,0	17,0	16,7	16,1	15,6	15,7
2008 = 100....	100	87,8	84,7	79,2	73,5	70,5
20 bis unter 67 Jahre 1000....	51 477	50 150	46 100	42 228	40 622	38 008
%....	62,8	62,3	58,3	55,0	55,2	54,2
2008 = 100....	100	97,4	89,6	82,0	78,9	73,8
67 Jahre und älter 1000....	14 906	16 579	19 696	22 153	21 507	21 097
%....	18,2	20,6	24,9	28,9	29,2	30,1
2008 = 100....	100	111,2	132,1	148,6	144,3	141,5
Jugend-, Alten-, Gesamtquotient						
Auf 100 20- bis unter 67-Jährige kommen						
unter 20-Jährige.........	30,3	27,3	28,7	29,3	28,3	29,0
67-Jährige und Ältere..	29,0	33,1	42,7	52,5	52,9	55,5
zusammen	59,3	60,4	71,4	81,8	81,2	84,5
1) Ab 2020 Schätzwerte der 12. koordinierten Bevölkerungsvorausberechnung. Differenzen in den Summen sind rundungsbedingt.						

Abbildung 2: Entwicklung der Bevölkerung

Die Abbildung zeigt, dass wir mit einem wachsenden Anteil Alter > 67 bis 2060 zu rechnen haben. Das Durchschnittsalter der Bevölkerung betrug am 31.12.2011 43,9 Jahre, sowohl auf Grundlage früherer Zählungen, als auch auf Grundlage des Zensus 2011. Dieser Durchschnitt wird wird ansteigen. Die Anzahl der Beitragszahler verringert sich proportional.

Das Diagramm zeigt allerdings indirekt auch auf (Annahme hierbei Expansionstheorie), dass wir vermehrt mit einer steigernden Anzahl von Krankenhausaufenthalten und mit Pflegefällen (multimorbid) zu rechnen haben (vgl. Schubert / Pabst / Lier 2011, S. 14).

Belastung: Die wesentlichen (aktuellen) Rahmenbedingungen führen zu Auswirkungen wie: die Kosten steigen für das Gesundheitswesen und die Zahl der Beitragszahlen nimmt ab. **Diese Chancen und Risiken sind m. E. ungleich verteilt**, weil sich die o. g. Hauptmerkmale des demografischen Wandels nicht mittelfristig ändern (können) werden. Schubert et al. zeigen einige „Lichtblicke" auf, die, durch professionelles Handeln gestützt, Möglichkeiten bieten, Verbesserungen herbeizuführen (vgl. Schubert / Pabst / Lier 2011, S. 16f). Diese Verbesserungen sollen vor allem durch einen Wandel im Gesundheitsbewusstsein und im Gesundheitsverhalten sich manifestieren, wie:

- Gesundheit als Lebensstil (i.S. v. ganzheitliches ausgerichtetes Sein - Selbstzweck)

    ↳ mehr präventiv

- Gesundheit als Mittel zum Zweck (i.S. v. Erhaltung der Leistungsfähigkeit - Gesundheit ist Kapital).

    ↳ mehr kurativ

Belastung (Szenario): Die aktuelle Rentenkasse kann den Generationsvertrag nicht mehr so erfüllen, wie geplant (also die Einzahlungen in selbige bestimmen die Auszahlungen).

↳ Somit die (noch) aktuellen und zukünftigen Beitragszahler noch mehr in die Rentenkassen einzahlen müssen - ohne so zu partizipieren, wie die Generation der heutigen 65+ Kohorten - also Rentenbezieher. Das Gesundheitswesen muss finanziell gedeckt werden.

↳ Die Bürger, die im Jahr 2030 in den dann möglichen Ruhestand mit 67 / 70 Jahren eintreten, sich mit einer staatlichen Grundsicherung „zufrieden" geben müssen, wie auch mit einer altersspezifischen Gesundheitsversorgung zu rechnen ist.

↳ Somit dem Marktgeschehen, trotz aktueller Sättigung, weniger Konsumentenrenditen zur Verfügung stehen für zusätzliche Investitionen, die nicht für das als Lebensnotwendig angesehen wird. Gesundheit kommt hintenan.

↳ Altersarmut der dann schwächeren sozialen Schichten wird die ökonomische Wohlfahrt (also auch das Gesundheitswesen) aus dem Gleichgewicht bringen.

↳ Eine mögliche Radikalisierung der Gesellschaft wird zu einem noch härteren Verteilungskampf führen (et vice versa).

↳ Die Stigmatisierung der dann „Alten" und eventuell Kranken führt zu einer traumatisierten Haltung der Gesellschaft.

▪ Die Wohlfahrt ist somit verfallsgeschichtlich zu betrachten, etc.

3. Wirkungsgrad der Qualität

Vorweg die Sichtweise zu Effizienz in Verbindung mit dem Gesundheitswesen. Es wird hiermit keine moralische Sichtweise angezeigt, ob ein Patient (Mikro-Ebene) mit dem Möglichen oder nur dem Notwendigen versorgt wird, sondern es steht in erster Linie hier zur Diskussion, ob die Ausgaben für das Gesundheitswesen dem Wirkungsgrad (Qualität) entsprechen, dem es entsprechen könnte (verglichen mit anderen Ländern) (vgl. Schubert / Pabst / Lier 2011, S. 11).

Zur Einstimmung über die Fakten notwendige Zahlen (Ausgaben in Mio. Euro) nachstehend (Quelle: GBW 2014):

	2008	2009	2010	2011	2012	ex.2013
Gesundheitsausgaben	264.798	279.060	288.340	293.585	300.437	**307.289**
Investitionen	9.315	10.169	10.093	9.835	10.015	10.195
laufende Gesundheitsausgaben	255.483	268.890	278.247	283.751	290.422	**297.093**
Prävention/Gesundheitsschutz	10.642	10.995	10.989	10.736	10.857	10.978
Ärztliche Leistungen	71.742	76.069	78.998	81.549	83.442	85.335
Pflegerische/therapeutische Leistungen	62.104	65.795	68.742	70.879	73.484	76.089
Unterkunft und Verpflegung	19.112	20.035	20.232	20.845	21.471	22.097
Waren	73.864	76.852	79.215	79.299	80.454	81.609
Transporte	4.513	4.838	4.983	5.292	5.533	5.774
Verwaltungsleistungen	13.506	14.308	15.089	15.151	15.181	15.211

Tabelle 1: Ausgaben Gesundheitswesen

Aus o. g. Tabelle ist ersichtlich, dass in 2013 voraussichtlich das Gesundheitswesen in Deutschland 308 Mrd. Euro verbraucht / erwirtschaftet. Weiterhin ist ersichtlich, dass die drei großen Blöcke Krankenhaus, ambulante ärztliche Versorgung sowie Arznei- und Verbandmittel knapp 80 % der Kosten verursachen. Mittels einer einfachen ABC-Analyse ist klar, dass eine Effizienzsteigerung hier erfolgen sollte, da der Effekt in dieses Blöcken am höchsten ist. Weiterhin: Berechnet auf die Einwohnerzahl (Schätzung Statistisches Bundesamt) von 81,8 Mio. Einwohner (DESTATIS 2012a) bedeuten dies Ausgaben des Gesundheitswesens pro Einwohner von 3.740 € p. a. im Jahr 2012.

„Auf den Bereich der Ergotherapie entfielen knapp 2,6 Millionen Leistungen mit einem Umfang von rund 20,8 Millionen einzelner Behandlungen. Damit kamen auf jeweils 1.000 der rund 70 Millionen gesetzlich Versicherten im Durchschnitt 298 ergotherapeutische Behandlungen in 37,1 Leistungen (...) Zur Info: Eine Leistung kostet im Durchschnitt 247,10 Euro" (Waltersbacher, 2011, S. 6).

Der aktuell vorliegende Report der WHO bzgl. Ausgaben des Brutto-Inland-Produkts zeigt, dass Deutschland mit 10,4 % (Total expenditure on health as % of gross domestic product) weit überdurchschnittlich in den Industrienationen-Ranking liegt bzgl. der Ausgaben. Bzgl. des Ländervergleichs sind jedoch nicht nur Daten - also Auskunft bzgl. Kosten pro Einwohner anzusetzen, sondern letztlich die Performance des Gesundheitswesens (Morbiditätsrate).

So wird in einer, von der Hans Böckler-Stiftung getriebenen Untersuchung (vgl. Greß, Maas, Wasem 2006, S. 6) des Lehrstuhls der Universität Duisburg dargelegt: "Seit der Veröffentlichung des World Health Report 2000 der WHO wird zunehmend versucht, auch den Output von Gesundheitssystemen miteinander zu vergleichen. Die WHO hat den Output und die Performance (Verhältnis von Input und Output) des deutschen Gesundheitssystems nur als durchschnittlich beurteilt."

In einer neueren Studie hat die OECD Qualitätsindikatoren entwickelt, die ausgewählte Versorgungsbereiche miteinander vergleichen. Auch in diesen Qualitätsindikatoren schneidet das deutsche Gesundheitssystem durchweg bestenfalls durchschnittlich ab. So ist der Anteil der Vorsorgeuntersuchungen geringer als in anderen Ländern und die Überlebensrate nach lebensbedrohlichen Erkrankungen ist geringer." Hier setzen die Kritiken an (vgl. Schubert / Pabst / Lier 2011, S. 11), welche die Qualität - die Effizienz des Gesundheitswesens als zu gering einschätzen.

Es kann konstatiert werden (und dies zeigen auch immer wieder die Bemühungen des Bundes, der Länder und Kommunen - z. B. GKV-Wettbewerbsstärkungsgesetz (vgl. Bundesrat 2007)), dass erhebliche Bemühungen notwendig sind, um die Effizienz zu steigern.

Eine argumentative Auseinandersetzung liefert nachstehender Diskurs:

Behauptung: Es sind Kostensenkungspotenziale zu heben.

Begründung: Doppeluntersuchungen, unkoordinierte Behandlungen, mangelndes Kostenbewusstsein auf der Meso-Ebene (Krankenkassen, Krankenhäuser) und Mikro-Ebene (Arzt, Apotheken, Patient), wie immer noch auf der Makro-Ebene (Bund, Länder und Kommunen) bzgl. Gestaltung des Anbietermarktes und Struktur (i.S. v. Segmentierung) der Leistungserstellung (vgl. Schubert / Pabst / Lier 2011, S. 11).

Ähnliches führen Greß, Maas und Wasem (2006, S. 39) hierzu an: „Die bestehenden organisatorischen, informationellen und finanziellen Grenzen zwischen den Sektoren, Institutionen und Professionen bereiten Schwierigkeiten in Form von Schnittstellenproblemen bei der Optimierung der Versorgungsqualität".

Beispiel: Aus diesem o. g. „Paket der Potenziale" wird speziell der moderne Ansatz der Integrierten Versorgungsmodelle (IV) betrachtet. „Integrierte Versorgung", meint eine medizinische Versorgungsform, bei der eine Vernetzung zwischen den einzelnen Versorgungssektoren besteht. Dabei bieten niedergelassene Haus- und Fachärzte gemeinsam mit stationären Einrichtungen eine medizinische Versorgung „aus einer Hand" an. Sie kooperieren bei der Diagnostik und Therapie der Patienten und haben ein gemeinsames Budget (vgl. DGRh 2012). Einen gelungenen Ansatz bietet das Universitätsklinikum Tübingen, das gerade im Bereich der arbeitsmedizinischen Forschung eine Integration betreibt, in die Betriebsärzte, Patienten, Klinikum und Forschung sowie das Land in einem Kompetenzzentrum gefasst sind. So lautet die Prämisse: „Als Disziplin mit hohem Praxisbezug und einer interdisziplinären, multiprofessionellen und patientenorientierten Ausrichtung sind aus den Ergebnissen der Versorgungsforschung häufig konkrete Umsetzungskonzepte ableitbar. Daraus erklärt sich die hohe gesundheitspolitische Relevanz dieser noch jungen Disziplin." (BW 2012, Abs. 1).

Chance: Kostensenkung beispielsweise durch Integration der Versorgungsleistungen in Medizinischen Versorgungszentren[3] in Zusammenhang mit den Fallpauschalen ist dies nur **eine** mögliche Facette in unserem zu Effizienz steigerndem Gesund-

---

[3] Ein medizinisches Versorgungszentrum (MVZ) ist eine vom deutschen Gesetzgeber mit dem GKV-Modernisierungsgesetz vom 14. November 2003 eingeführte Einrichtung zur ambulanten medizinischen Versorgung.

heitswesen. Die Tabelle 1 liefert jedoch Zahlen, die noch zu erheblich mehr Ansätzen führen können - ein Ansatz aus m. E. ist die der Prävention. Es werden nur 3,6 % der Ausgaben des Gesundheitswesens hierfür getätigt. Eine schon oft gedachte Hypothese ist "Wenn durch stärkere Prävention die Volksgesundheit sich verbessert, dann senken sich die Kosten des Gesundheitswesen proportional".

Dies erfordert jedoch ein systemisches Umdenken auf jeglicher Ebene in unserer Gesellschaft - und eine Stärkung der Lobby der Klienten!

3.1 Qualität im Vorfeld der Leistung

„Das Gesetz zur strukturellen Weiterentwicklung der Pflegeversicherung (Pflege-Weiterentwicklungsgesetz) vom 28. Mai 2008 hat dafür gesorgt, dass die Qualität der Leistungen von ambulanten Pflegediensten und stationären Pflegeeinrichtungen[4] nach einer klaren Systematik zu veröffentlichen ist."(BMG 2012a, Abs.). Dieses Pflege-Weiterentwicklungsgesetz (PfWG) räumt allen Versicherten der Pflegeversicherung einen Rechtsanspruch auf so genannte Pflegeberatung ein (s. hierzu § 7a SGB XI). Es sieht weiterhin den Aufbau von Pflegestützpunkten auf lokaler Ebene vor. Ob diese allerdings im Zusammenwirken zwischen Kassen und Kommunen eingeführt werden hängt von den Ländern ab, die sowohl über das „ob" als auch das „wie" bestimmen können. Hier gilt entsprechend § 92c SGB XI in Abs. 1: „Zur wohnortnahen Beratung, Versorgung und Betreuung der Versicherten richten die Pflegekassen und Krankenkassen Pflegestützpunkte ein, sofern die zuständige oberste Landesbehörde dies bestimmt. ..." (SGB XI 2012; Abs. 1). Der Ansatz zu dieser Beratung sollte also niedrigschwellig, gut vernetzt und wohnortnah in Pflegestützpunkten erfolgen. Es sollten bundesweit 1200 solcher Anlaufstellen entstehen (vgl. Springer Medizin 2010, Abs. 1).

---

[4] „Im Dezember 2011 waren 2,5 Millionen Menschen in Deutschland pflegebedürftig im Sinne des Pflegeversicherungsgesetzes (SGB XI); die Mehrheit (65%) waren Frauen. 83% der Pflegebedürftigen waren 65 Jahre und älter; 85 Jahre und älter waren 36%. Mehr als zwei Drittel (70% bzw. 1,76 Millionen) der Pflegebedürftigen wurden zu Hause versorgt. Davon erhielten 1 182 000 Pflegebedürftige ausschließlich Pflegegeld, das bedeutet, sie wurden in der Regel zu Hause allein durch Angehörige gepflegt. Weitere 576 000 Pflegebedürftige lebten ebenfalls in Privathaushalten. Bei ihnen erfolgte die Pflege jedoch zusammen mit oder vollständig durch ambulante Pflegedienste. 30% (743 000 Personen) wurden in Pflegeheimen vollstationär betreut" (Destatis 2013).

Gerade die damals von der CDU /CSU geführten Länder hatten Ihre Bedenken bzgl. der von „Ulla Schmidt" (Ex-Gesundheitsministerin) favorisierten Lösung - und zwar hinsichtlich der zu erwartenden Bürokratisierungswelle und den damit zu erwarteten höheren Kosten. Sie führen an: „...führten nur zu neuer Bürokratie und damit zu höheren Kosten - Geld, das für die Pflege der Betroffenen fehle. Pflegeberatung gehe auch ohne Stützpunkte, stellte Zöller stellvertretend für viele in der Union fest. Der Einspruch verfehlte seine Wirkung nicht. Union und SPD einigten sich im Pflege-Weiterentwicklungsgesetz (PfWG) auf einen Kompromiss: Demzufolge bleibt es den 16 Bundesländern überlassen, ob sie Pflege- und Krankenkassen anweisen, Pflegestützpunkte einzurichten." (ebenda, Abs. 5). Der Pflegestützpunkt bildet das gemeinsame Dach für das Personal der Pflege- und Krankenkassen, der Altenhilfe oder der Sozialhilfeträger.

Die Anzahl der Pflegestützpunkte in Deutschland ist jedoch noch weit entfernt von den gedachten numerischen Ansätzen „1200" - eine aktuelle Zahl des VDK weist deutschlandweit 310 Stützpunkte aus (Stand 2011 - höchste Dichte in RP). Dies bedeutet nicht, dass bei niedriger Dichte keine Beratung stattfindet, sondern dass dann in diesen Regionen / Länder / Städten eben eine Pflegeberatung stattfindet; allerdings nicht in sogenannten Pflegestützpunkten.

Pro: Aufgrund der demografischen Veränderung und der Zunahme der Pflegebedürftigkeit ist es unabdingbar, ein transparentes Konzept von Pflegestützpunkten bundesweit auszurollen. Qualitätssicherung in der Beratung seitens der Träger (Pflege - und Krankenkassen) soll in erreichbarer Nähe des Kunden stattfinden.

Kontra: Länder wie z. B. Sachsen-Anhalt setzen auf Pflegeberatung - also ihr Ziel ist hierbei eine Unabhängigkeit der Kassenzugehörigkeit zu wahren - letzthin auch um der Bürokratisierung entgegenzuwirken.

Diskussion: Die o.g. Punkte, wie auch letzthin die Ausstattung und Qualität und der eigentliche Services (Beratungszeiten, Beratungsziel, etc.), die an solchen Pflegestützpunkten zu erfolgen hat (z. B. durch den MDK) stehen auch heute noch in der Diskussion. In fast allen Bundesländern sind zwischenzeitlich Pflegestützpunkte eingerichtet resp. weiter im Ausbau.

Denn die Vorteile für eine Beratungsleistung von Pflegebedürftigen (oft multimorbid) bzw. deren Betreuer (meist Lebenspartner im gleichen Alter) steht allerdings ein oft nachteiliges Angebot gegenüber, dass sicherlich verbesserungswürdig ist. Eben bei der Durchsetzung von Pflegestufen für die Betroffenen versus bürokratische Hürden und diskussionswürdigen Gutachten (s. Ziele und Nutzen der Begutachtung nach SGB XI § 18) ist festzuhalten, dass durch die Gutachter der Pflegestützpunkte oft ein für die Pflegebedürftigen und deren Betreuer einseitiges Bild sich ergibt, das nicht im Interesse derer liegt (z. B. Pflegetagebuch sagt aus, dass 3 Minuten am Tag für Waschen ausreichend sind für die zu pflegende Person). Aktuell sind wiederum Fälle bekannt („wie bekomme ich eine Pflegestufe") - die aufzeigen, dass es noch ein weiter Weg in puncto Beratung pro Kunde (finanzierbar) zu gehen ist[5].

Ausblick: Jedoch soll mit dem im Juni 2012 vom Bundestag beschlossenen Pflege-Neuausrichtungs-Gesetz (PNG) auch hier eine Besserung eintreten: „ .. Die Rechte der Pflegebedürftigen und ihrer Angehörigen gegenüber Pflegekassen und Medizinischem Dienst werden gestärkt. Der Spitzenverband Bund der Pflegekassen wird verpflichtet, für die Medizinischen Dienste verbindliche Servicegrundsätze zu erlassen. Dieser „Verhaltenskodex" soll sicherstellen, dass ein angemessener und respektvoller Umgang mit den Pflegebedürftigen Standard ist. Antragsteller sind zudem darauf hinzuweisen, dass sie einen Anspruch darauf haben, das MDK-Gutachten zugesandt zu bekommen..."(BGM 2012b, Abs. 8).

Belastung: Die demografische Entwicklung ist auf der Makro-Ebene verortet, insofern ist m.E. die Errichtung von Pflegestützpunkten flächendecken der richtige Weg. Letzthin hat der Bund die Lösung bzgl. Pflegeberatung (Stützpunkte) delegiert auf Länderebene und via der Meso-Ebene (Träger, MDK) wirkt dieses wie es ist auf das Individuum (Mikro-Ebene) ein. In vielen Fällen kann der Betroffene resp. pflegende Partner nur lernen sich mit dem System zu arrangieren (vgl. Marek 2012, S. S4.). Dass Kosten entstehen, ob Installation eines Pflegestützpunktes oder nicht ist keine Frage, sondern es steht hier die Frage nach der Adäquanz der Qualität der Leistung. Diese muss wohl oder übel immer (meist) noch vom Individuum ausgehandelt bzw. eingeklagt werden.

---

[5] Voraussetzung für Zahlungen aus der Pflegekasse ist eine Pflegestufe. Doch die wird Hilfebedürftigen oft verwehrt. Fragen hierbei sind: Worauf kommt es an und wer berät im Pflegefall?

Das o.g. **Kontra** muss. a posteriori aufgrund der vorliegenden Ergebnisse nicht nur ergänzt werden um die Kosten der Stützpunkte, der damit einhergehenden Zentralisierung, sondern vor allem auch um den Punkt der Unabhängigkeit der Gutachter und der Wertschätzung der Klienten; denn es scheint schon bezeichnend für das Zusammenwirken, dass per Gesetz ein Verhaltenskodex ins Spiel gebracht werden muss. Gerade bei chronifizierten Erkrankungen ist zusätzlich eine Beratung vor Ort notwendig. Diese Beratung (Sozialdienst) ist die klinische Sozialarbeit. Sie ist spezialisiert auf direkte Arbeit mit Patienten und deren spezifischer Lebenslage (z. B. MDK) mit der Bearbeitung von schwierigen sozialen, bio-sozialen und psycho-sozialen Störungen und Problemen.

Exkurs: Die International Classification of Functioning, Disability and Health (ICF) ist eine Klassifikation der Weltgesundheitsorganisation (WHO).„Die ICF ist dank des zugrunde liegenden bio-psycho-sozialen Modells nicht primär defizitorientiert, also weniger eine Klassifikation der "Folgen von Krankheit". Vielmehr klassifiziert sie "Komponenten von Gesundheit": Körperfunktionen, Körperstrukturen, Aktivitäten und Partizipation (Teilhabe) sowie Umweltfaktoren. Sie ist damit auch ressourcenorientiert und nimmt bezüglich der Ätiologie einen neutralen Blickwinkel ein. Die ICF kann daher auf alle Menschen bezogen werden, nicht nur auf Menschen mit Behinderungen. Sie ist universell anwendbar. Das der ICF zugrunde liegende Verständnis der Wechselwirkungen zwischen den verschiedenen Komponenten zeigt folgende Abbildung (die Komponente "personbezogene Faktoren" ist in der ICF nicht realisiert):"(DIMDI, 2014).

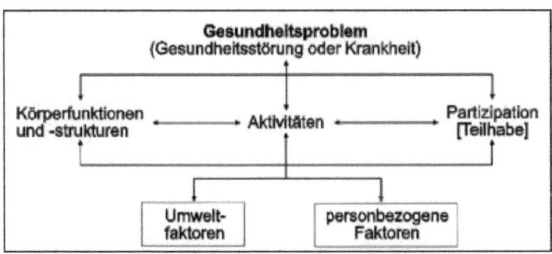

Abbildung 3: Wechselwirkung

15

Zurück zum Sozialdienst: Dies ist sozialarbeiterische Behandlungen bei psychischen, somatischen, akuten und chronifizierten Erkrankungen mit bedeutsamen sozialen Implikationen. Es ist Gesundheitsarbeit mit intensiver Einbeziehung des sozialen Kontextes - gerade dann, wenn die Pflegekasse und der Sozialhilfeträger tätig werden müssen hinsichtlich einer vollstationären Versorgung eines Patienten mit unterstützter Pflegestufe (s. auch § 43 Abs. 2 SGB XI).

Es sind allerdings nicht nur die Kosten der Organisation, sondern ebenso Kosten für den Patienten und im weiteren Verlauf ein Vermögensverzehr, der auf die betroffenen Patienten und Partner zukommt. Nach den Prinzipien der Bedarfsdeckung und des Nachrangs der Sozialhilfe muss der Sozialhilfeträger immer dann leisten, wenn trotz Einsatz des eigenen Einkommens oder des eigenen Vermögens und der Realisierung sonstiger Ansprüche (Pflegekasse, Unterhalt, vertragliche Ansprüche) noch ein ungedeckter Bedarf übrig bleibt. Das bedeutet, dass grundsätzlich das Einkommen und das Vermögen der oder des Antragsberechtigten vollständig zu verbrauchen ist, bevor Sozialhilfe einsetzt. Es sei denn, Einkommensbestandteile oder Vermögensgegenstände sind von einer Verwertung ausgenommen,

Belastung: Fakt ist, dass erhebliche (alle) Vermögenswerte[6] verbraucht würden, bis die Sozialkasse leistet.

3.2 Qualität sektorübergreifender Konzepte

Das Ziel sektorübergreifender Konzepte ist die abgestimmte fachübergreifende Versorgung und/oder Betreuung von Patienten über die starren Sektorengrenzen hinweg. Ein Problemfeld ist: Die Effizienzverluste und Probleme an den Schnittstellen zwischen ambulantem, stationärem und Reha-Sektor zu minimieren (vgl. Tophoven / Bohm / Knöppler 2011, S.51f).
Vorgenannte Überlegungen zu sektorübergreifenden Betreuungs- und Versorgungskonzepten bzgl. der Schnittstellenproblematiken finden sich in früheren Arbeitspapieren des BMG's wieder.

---

[6] Anm. d. Verf.: Der Partner wird sich finanziell wohl nicht mehr erholen - unabhängig von den emotionalen wie auch der bio-psycho-zozialen Probleme – das durchschnittliche Vermögen ins Westdeutschland liegt bei ca. 53.000 Euro (Median Deutsche Bank 2013)

Unter diesen Bedingungen könnten dann auch Verbünde - bestehend aus Krankenhäusern und medizinisches Versorgungszentren oder Zusammenschlüsse aus Krankenhäusern und ambulanten Praxisgemeinschaften nach dem Vertragsarztrechtsän-
derungsgesetz ihr Rationalisierungspotenzial besser ausschöpfen und zu Treibern
einer sektorübergreifenden Versorgung avancieren (vgl. Wille et al. 2009, S. 109).

Die Umsetzung von sektorübergreifenden Betreuungs- und Versorgungskonzepte
(SBV) erfordert jedoch nicht nur eine strategische und visionäre Ausrichtung der
Leistungserbringer, sondern auch eine grundlegende Einigung dahin gehend, wie
das Zusammenwirken der Leistungsträger auf betriebswirtschaftlicher Ebene zu erfolgen hat. Es bestehen somit Umsetzungserfordernisse (vgl. Tophoven / Bohm /
Knöppler 2011 S. 60f), wie diese in einem Geschäftsmodell (Businessplan) niederge-
legt und umgesetzt werden sollen. Nachfolgende Übersicht zeigt die zentralen Inhalte eines Geschäftsmodells auf.

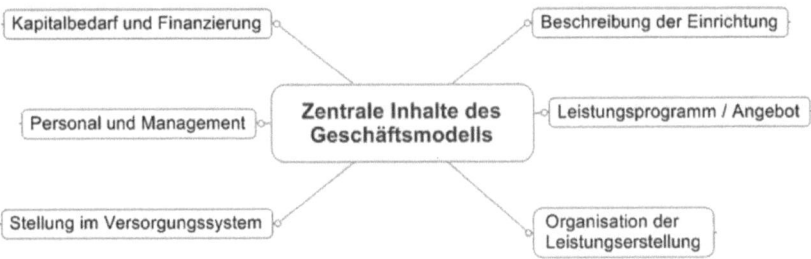

Abbildung 4: Zentrale Inhalte Geschäftsmodell

Quelle: Eigene in Anlehnung an Tophoven / Bohm / Knöppler 2011, Abb. 12. S.60f.

Im Detail (vgl. auch Tophoven / Bohm / Knöppler 2011, Abb. 12. S.60f):

- Beschreibung der Einrichtung: Die Kooperationspartner müssen sich im Klaren sein, wie sie zusammenarbeiten wollen, wie das Vorhaben finanziert werden soll, welche strategischen und betriebswirtschaftlichen mittle- und langfris-
  tig Ziele bestehen und letzthin wer haftet (Unternehmensform).

- Das Leistungsprogramm: Welche medizinischen und sonstigen Leistungen
  werden / sollen / müssen erbracht werden (auch unter den Gesichtspunkten
  des internen Leistungsausgleichs / Finanzausgleichs). Welcher Nutzen entsteht für Versicherte und Versicherer.

- Organisation der Leistungserstellung: Die Planung und Dokumentation der Leistungserstellung muss durchführbar organisiert werden (angefangen von einer „Leitstelle" bis hin zur elektronisch durchgängigen Patientenakte, etc.) Einkauf von Fremdleistung wie auch eigener Ressourceneinsatz muss geregelt sein.

- Stellung im Versorgungssystem: Hier ist der eigentliche Businessplan zu erstellen im Sinne von Planmengen und Planpreisen. Die Planpreise orientieren sich am Patientenmix und deren Zugehörigkeit zu den Sozialversicherungsträgern. Ausgehend von der Kostenplanung bis hin zur Verrechnung von Leistungen untereinander ergeben sich Margen und somit eine Ergebnisrechnung. Ausgehend vom Leistungsprogramm und einer Marktanalyse (Geocodierung - bis hin zu der Erhebung von Patientenströmen / Altersgruppen lokal etc.) ist zu analysieren, welchen Nutzen kann dem Kunden / Klienten / Patienten durch so ein Konzept erwachsen und wie darf / kann mittels Marketingmix auf den Kunden / Kassen zugegangen werden.

Am Ende dieses Planungsabschnittes muss erkennbar sein - wann und wie diese Ziele erreicht werden müssen!

- Personal & Management: Dies deduziert sich zuerst von den kooperierenden Leistungserbringern. In diesem Schritt wird klar, welche freien Ressourcen (Führung und Operativ), welche Leistungsverlagerungen möglich sind und inwieweit noch zusätzliches Personal benötigt wird. Es kann auch dazu führen in einer Mittelfristplanung, das Personal abgebaut wird, aufgrund von Synergieeffekten. Letzthin wird die Aufbauorganisation festgelegt - inkl. der internen Vergütung / Verrechnungsmodi. Abhängig vom Know-how der Führungsmannschaft müssen eventuell Berater hinzugezogen werden.

- Kapitalbedarf & Finanzierung: Ausgehend von der geplanten kurzfristigen Kosten-u. Leistungsrechnung über Erlösrechnung, den notwendigen Investitionen und den laufenden Kosten im ersten Jahr ergibt sich ein Kapitalbedarf, der durch Eigen- und / oder Fremdfinanzierung gedeckt werden muss.

Belastung: Die vorgenannten 6 Punkte sind nicht als sequenziell abarbeitbar zu sehen, sondern können sehr wohl sich gegenseitig beeinflussen. Diese Vorgehensweise ist ein gängiger Ansatz in der Betriebswirtschaftslehre und ist das erste Mittel der Wahl in Unternehmensgründungen (Finanzinstitute etc. verlangen dies). Darüber hinaus muss der Businessplan sehr wohl auf mehrere Jahre ausgelegt sein. Diese Planungsrechnung ist beizubehalten - sowohl in der Gründungsphase als auch später in Form eines mitlaufenden Controllings.

Ein Bespiel: In der onkologischen Ambulanz werden Patienten behandelt, bei denen eine relevante Erkrankungen vermutet oder bekannt ist. Es sind die notwendigen diagnostischen Maßnahmen durchzuführen, die zur Diagnosestellung erforderlich sind und die Planung der Therapie. Nach Abschluss der Therapie werden die notwendigen Nachsorgeuntersuchungen durchgeführt. Es sind Sprechzeiten einzuführen.

Lösungsansätze:

Hier kann die Orientierung liegen im § 116b Abs. 1 SGB V über Ambulante spezialfachärztliche Versorgung:

„(1) Die ambulante spezialfachärztliche Versorgung umfasst die Diagnostik und Behandlung komplexer, schwer therapierbarer Krankheiten, ... Hierzu gehören nach Maßgabe der Absätze 4 und 5 insbesondere folgende schwere Verlaufsformen von Erkrankungen mit besonderen Krankheitsverläufen, ... 1. schwere Verlaufsformen von Erkrankungen mit besonderen Krankheitsverläufen bei sind onkologischen Erkrankungen."

Weiterhin sind aktuelle Ansätze, um eine Ambulanzleistung wie o. g. gefordert zu erbringen, durch § 116 Abs. 2 SGB V (ebenda) gegeben:

„(2) An der vertragsärztlichen Versorgung teilnehmende Leistungserbringer und nach § 108 zugelassene Krankenhäuser sind berechtigt, Leistungen der ambulanten spezialfachärztlichen Versorgung nach Absatz 1, deren Behandlungsumfang der gemeinsame Bundesausschuss nach den Absätzen 4 und 5 bestimmt hat, zu erbringen, ...".

Unabhängig jetzt von einem Geschäftsmodell, es wären mögliche rechtliche Bedenken behoben und das Ziel einer qualitativ hochwertigen Versorgung mit schwierigen und sektorübergreifenden Versorgungsanforderungen beschrieben. Ob nun mit Vertragsärzten Kooperationen seitens Ambulanz geschlossen werden (müssen) bzw. andere Modelle sich ergeben ist ergebnisoffen und abhängig von der jeweiligen Situation.

Faktisch müsste „nur" noch ein Vertrag zu schließen sein, mit Krankenkassen und eine Anzeige nach § 90 SGB V erfolgen. Jedoch wie Tophoven et al darstellen, sind Sektorübergreifende Betreuungs- und Versorgungskonzepte (SBV) an Kriterien gebunden (vgl. ebenda S. 123). Insofern ist die Ambulanz nach o. g. Gesichtspunkt des „116er SGB V" kein Sektor übergreifendes Konzept.

Es kommen also nur zwei Modell-Vorhaben in Betracht.

1.) Zum einen das Modell „Disease-Management-Program (DMP)". Es könnte nach den § 137f SGB V strukturierte Behandlungsprogramme bei chronischen Krankheiten die Zielrichtung gegeben sein:„.Der gemeinsame Bundesausschuss nach § 91 SGB V legt in Richtlinien nach Maßgabe von Satz 2 geeignete chronische Krankheiten fest, für die strukturierte Behandlungsprogramme entwickelt werden sollen, die den Behandlungsablauf und die Qualität der medizinischen Versorgung chronisch Kranker verbessern...".

2.) Zum anderen das Modell „integrierte Versorgung".Insofern bestimmte Kriterien vorliegen bei Patienten, kann von chronischer Krankheit gesprochen werden (z. B. Minderung der Erwerbsfähigkeit von mindestens 60 Prozent) (vgl. ebenda). Es ist gesetzlich geregelt im § 140a SGB V integrierte Versorgung.

M. E. kann dieses Modell auf ein „einfaches" Krankenhaus nur schwer angewendet werden in der Zielsetzung aktuell, da es eine strategische Neuausrichtung des Krankenhauses darstellt. Das Ziel der IV ist laut BMG (2012 S.1.; vgl. auch Tophoven / Bohm / Knöppler 2011, S.122):

> „Mit der Förderung sektorenübergreifender oder interdisziplinär-fachübergreifender Versorgung ist nach Auffassung der Bundesregierung eine Stärkung der Qualität und Wirtschaftlichkeit und damit eine Optimierung des Versorgungsgeschehens zu erreichen."

Evaluation der zwei Modelle auf Machbarkeit:

- Das Konzept der IV „steht" bzw. ist sogar rückläufig in seiner Ausbreitung. Gersch et al. (2012, S.7) führt hierzu aus: „...Unter den gegenwärtigen Bedingungen ist daher kein signifikantes Wachstum dieser besonderen Versorgungsform [§ 140a-d SGB V] zu erwarten...Insgesamt zeigt sich ein zwiegespaltenes Urteil der Krankenkassen bzgl. der integrierten Versorgung nach § 140a-d SGB V, welches u. a. in dem stagnierenden Verlauf der Vertragszahlen sowie zum Teil erheblichen Erwartungslücken deutlich wird."

- Das DMP hat vor allem den wesentlichen Baustein, dass strukturierte, evaluierte und zielgruppenspezifische Schulungsprogramme eingesetzt werden, die den eigenverantwortlichen Umgang der Patienten mit ihrer Erkrankung unterstützen.

Belastung: Da aber die Onkologie insgesamt und eben nicht nur der „Brustkrebs" allein in der Ambulanz dem Ziel des Krankenhauses bzgl. Sektorübergreifenden Betreuungs- und Versorgungskonzepte (SBV) entspricht, muss ein Berater hinzugezogen werden, um vor allem die Kosten bzgl. notwendiger schulungsbegleitender Investitionen (Ausbildung des Reha-Teams) etc. zu ermitteln - wie auch die Morbiditätsrate „Mamma CR" im Umfeld des KKH's. Übrigens DMP und IV schließen sich nicht aus für Versicherte.

3.3 Stellenwert von Leitlinien und Behandlungspfaden

Vorweg eine Beschreibung was sind Leitlinien und was sind Behandlungspfade:

- Leitlinien: Wie Tophoven et al. Ausführen (vgl. Tophoven / Bohm / Knöppler 2011, S.55): „Leitlinien bestehen aus systematisch entwickelten Informationen oder auch Instruktionen für Angehörige eines definierten Fachgebietes.

Sie beschreiben diagnostische und therapeutische Verfahren für bestimmte Krankheitsbilder.

- Sie zielen damit auf eine Verminderung der Varianz von Diagnostik und Therapie und implizit auf eine Verbesserung der Versorgung. Leitlinien sind nicht einer Organisation einem Krankenhaus zugeordnet, sondern sind eine übergreifende Wissensbasis in der Therapie und eine Grundlegung."

- Behandlungspfade (Clinical Pathways): Diese betreffen den organisationsspezifischen Bereich eines Krankenhauses / Gesundheitseinrichtung. Sie beschreiben insbesondere, wie an den Schnittstellen zwischen den Abteilungen die Behandlung eines Patienten zu erfolgen hat. An sich beschreiben sie sogar innerhalb der (größeren) Abteilung, wie der Patient zu „handhaben" ist. Eine Definition: „Ein klinischer Behandlungspfad stellt eine lokal konsentierte Festlegung der Patientenbehandlung einer definierten Fall- oder Behandlungsgruppe dar. (…) Unter Wahrung festgelegter Behandlungsqualität und verfügbarer Ressourcen werden bereits in der Entwicklung alle an der Patientenbehandlung beteiligten Mitarbeiter mit einbezogen. Neben einer optimalen Patientenbehandlung und effizienten Ablauforganisation fördern sie das Teamwork und die Kommunikation, schaffen Prozesskostentransparenz und definieren und evaluieren Behandlungsziele. Der gesamte Behandlungsprozess wird über ein behandlungsbegleitendes Dokumentationsinstrument gesteuert"(ÄZQ 2013, Abs.1 ff).

Wichtige Umsetzungserfordernisse: Im medizinischen Bereich sind für den SBV umfangreiche Reformen in Gang zu setzen, damit die Versorgungsprozesse disziplin-, praxis- und sektorübergreifend abgestimmt und transparent ablaufen. Die Abstimmung der Versorgungsprozesse klärt folglich, „wer wann was wo macht" (vgl. Tophoven / Bohm / Knöppler 2011, S.54 f); wie:

- Ob nun Prozeduren im Vor-OP (Patient Vorbereitung Patient waschen, trocknen, rasieren, etc.) oder

- danach im Aufwachraum (Beobachten, Blutdruck messen …) inkl. Checklisten und Codierung ablaufen - alles wird aufgezeichnet.

Insofern Prozesse in Abhängigkeit zueinanderstehen (reziproke Abhängigkeit) - also noch andere Leistungsanbieter (Reha) eingeschaltet sind – es muss fortlaufend eine wechselseitige Abstimmung erfolgen. Fakt ist, nur wenn alles zeitnah dokumentiert ist, kann mittels eines Feedback-Systems (unterschiedliche Ebenen) eine Verbesserung / Veränderung herbeigeführt werden. Der Stellenwert von Leitlinien und Behandlungspfaden ist somit ein wichtiger Basisbaustein in der SBV - ohne einen transparenten Austausch (z. B. eine Schönheitsoperation Brustvergrößerung beidseitig erfolgt in einer anderen Klinik mittels Auffüllung aus dem Latissimus dorsi und erfordert eine regelmäßige Rückmeldung des Therapeuten an Nachversorger) kann das Problem der Schnittstellen (Informationsschwund, Liegezeiten der Info etc.) nicht überwunden werden.

Belastung: Ohne den Nachweis über den Ablauf, die Arbeitsteilung und den zeitlichen Aspekt ist eine qualitative und nutzerorientierte SBV nicht machbar (Case Management einbauen). Insofern sind Leitlinien Behandlungspfade ähnlich wie in der Industrie die notwendigen Konstruktionsvorschriften und Qualitätssicherungssysteme einer Produktion - nur eben in dem Fall eines Krankheits- resp. Gesundungsverlaufs.

3.4 Case Management und Care Management

„Case Management ist eine auf den Einzelfall ausgerichtete diskrete, d. h. von unterschiedlichen Personen und in diversen Stellungen anwendbare Methode zur Realisierung von Patientenorientierung und Patientenpartizipation sowie Ergebnisorientierung in komplexen und hochgradig, arbeitsteiligen Sozial- und Gesundheitssystemen" (Ewers / Schäffer 2005; zit. nach Ewers 2011, S. 23).

Care Management stellt vergleichbare konzeptionelle methodische Grundlagen bereit, jedoch ist die Perspektive unterschiedlich. Beispielsweise soll entweder die Schnittstellenproblematik im Versorgungssystem professionalisiert werden oder die Ressourcen sollen effektiv in der Zusammenarbeit der Leistungsanbieter und Leistungsnutzer gesteuert werden. Allerdings - der individuelle Patient ist nicht im Fokus des Care Management (vgl. Ewers 2011, S. 57). Somit lässt sich festhalten:

Case Management zeigt die Mikro-Ebene auf (Patient und Case Manager - als Unterstützungsmanagement) während Care Management mehrheitlich die Meso-Ebene darstellt (Versorgungsmanagement - die Organisation) (vgl. Ewers 2011, S. 59). Des öfteren kommt es zu (beabsichtigten) Verwechslungen - aus konzeptioneller Sicht wird oft Care Management angezogen und eben nicht Case Management, denn der individuelle Patient steht nicht im Fokus. Und wenn trotzdem Case Management „gemeint" sein sollte, dann scheint eine einseitige Betonung der Steuerung neben der Medizin vorzuliegen (organisatorisch) - insofern kann nur von einer ärztlichen Assistenz gesprochen werden (vgl. ebenda, S. 84), oder von einem einseitig ausgelegtem Case Management - sprich Systemmanagement.

Es sind jedoch drei Kernfunktionen, die ein Case Manager ausfüllen sollte (muss) – diese sind perspektivisch unterschiedlich gewichtet und konzeptioniert (vgl. ebenda S. 30):
1.)   Die Advocacy - Funktion,
2.)   Broker Funktion,
3.)   Gate Keeper Funktion.

Letztere - die Gate Keeper Funktion ist von der Idee der sozialverträglichen Kontrolle eines ungehinderten Zugangs zu gemeinschaftlich finanzierten Versorgungsleistungen geprägt. Er ist die Schnittelle - bzw. die Instanz, die dafür Sorge trägt, dass die ökonomischen Belange einerseits und der Versorgungsbedarf andererseits „passen". Diese Rolle kann zu einem Konflikt führen, denn einerseits soll er als anwaltlicher Vertreter auf der Seite des Patienten stehen und andererseits den Leistungsträger vertreten bzgl. Ressourcenoptimierung in Hinblick auf die Versorgung des Patienten (vgl. ebenda S.30f).
Dieses Dilemma - als ethischen Konflikt dargestellt, muss zwangsläufig zu einem Spannungsfeld führen, dass nur durch sorgfältigste Berücksichtigungen des „dual focus" ausgehalten werden kann. Meint: einerseits die Obacht auf Qualität und Bedarfsgerechtigkeit einerseits aus Sicht des Patienten sowie andererseits der schonende Einsatz von Ressourcen der Organisation (vgl. ebenda S. 32).

Belastung: Soll der Case Manager nun die häusliche Pflege, die kostengünstiger ist, vorziehen oder soll er beratend als „Advokat" sich dafür einsetzen, dass der Co-

Kranke (Betreuer) entlastet wird, sich einsichtig zeigt und zustimmt, den Patienten in eine Pflegestation (Langzeitpflege) zu bringen, die erheblich mehr kostet, denn ca. 60 % der Pflegestation tragen die Sozialkassen.

Case Management ist ergebnisorientiert. Es ist eine Leistung, die „across services" und „over time" angelegt ist. Es sind zwei unterschiedliche Dimensionen zu berücksichtigen. Einerseits über die Länge des Verlaufs (der chronischen Krankheit) und andererseits über die Strukturen hinweg. Ewers spricht hierbei von dem methodischen Wesenskern (Proprium) - dem Konzept des Kontinuum (vgl. ebenda, S. 40). Versorgungsleistungen müssen über die gesamte Länge des Krankheitsverlaufs eng miteinander verknüpft werden und zu Versorgungsketten aneinandergereiht werden. Zum anderen werden mehrere Leistungen zur gleichen Zeit angeboten. Der Case Manager muss ein (flexibles) „Package of Care" versuchen zu schnüren und die starren Grenzen zwischen dem ambulanten und stationären Sektor überwinden. Case Management hört nicht auf, wenn ein Patient aus dem Krankenhaus entlassen wird, sondern es geht darum, dass das dieses flexible Package umgesetzt und evaluiert wird. Insofern ist dieses Paket entstanden im Krankenhaus und aufgrund der darin definierten Vorhaben ist auch ersichtlich, welche ökonomischen Ziele erreicht werden. Die Verhinderung von Notaufnahmen, von Krankenhauseinweisungen etc. ist das Ziel. Denn durch ein allseits abgestimmtes Package sinken die Kosten der Sozialgemeinschaft erheblich. Ergebnis: Das Krankenhaus (sieht) hat einen Versorgungsauftrag, der **über die Ausgangstür hinausführt**.

So meint das Universitätsklinikum Düsseldorf (UKD): „Patienten- bzw. Case Manager sind ein relativ junges Berufsbild im Krankenhaus. Sie müssen die Bedürfnisse des Patienten genauso einschätzen können wie die Bereitstellung medizinischer oder sozialer Dienstleistungen. Sie übernehmen eine Lotsenfunktion und sind als Koordinatoren an vielen Schnittstellen tätig: Z. B. zwischen an einer Behandlung beteiligten Kliniken, zwischen Verwaltung und Stationsbetrieb und zwischen Krankenhaus und an den Aufenthalt anschließender Pflege- oder Reha-Einrichtungen." (Universitätsklinikum Düsseldorf, 2014). Die Frage, die sich hier anschließt ist, hat das UKD Case Management auch umgesetzt? Zum einen ist der Case Manager in den indirekten Verwaltungskosten geschlüsselt (Fallpauschalen), zum zweiten sind Effekte vorhanden, wie verkürzte Verweildauern, die eben sich auch positiv auf die Abrechnung im KKH auswirken können. Dies lässt sich ohne Weiteres über Fälle hin „rechnen". Dass die Patientenzufriedenheit steigt und ein höheres Maß an Lebensqualität gegeben ist für Patienten scheint ebenso wichtig - insofern das Krankenhaus mit „Maximalversorgung" wirbt (vgl. Ewers 2011, S. 41).

Belastung: Informationsdefizite, Falschbehandlung, Unterversorgung etc. finden am Ende des Weges des Patienten und seiner Betroffenen zu der Einsicht, dass dies nicht sein darf! Insofern ist Case Management und Care Management ausgewogen zueinander der richtige Weg. Es besteht ein sozialwirtschaftlicher Druck, dem das Gesundheitswesen nicht ausweichen darf, denn Kunde ist nicht gleich Patient!

Unter dem Begriff „sozialwirtschaftliches Dreieck" wird verstanden, dass der Leistungsempfänger nur begrenzt „Kunde" bei dem Leistungserbringer ist. Vielmehr ist er „Kunde" bzw. „zwangsverpflichteter Kunde" in der GKV. Die Leistungsträger legen die Leistungen unter ökonomischen Gesichtspunkten (minimal Standards) fest. Und der Leistungserbringer hat sich dem ausgehandelten Duktus dahin gehend anzupassen - dass er idealweise mit dem im Leistungspaket (Fallpauschale) vereinbarten Mitteln einen Überschuss erwirtschaftet.

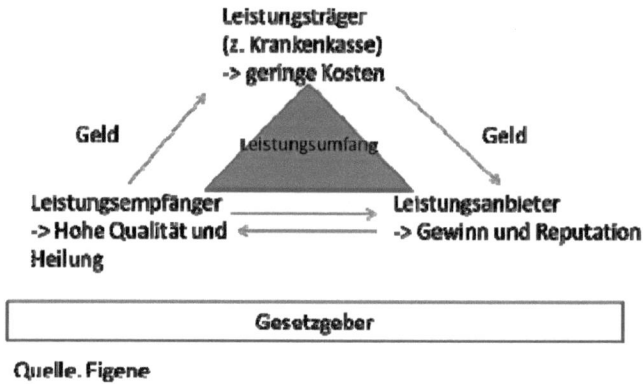

Abbildung 5: Sozialwirtschaftliches Dreieck

Die Probleme, die sich aus o. g. Konstellation ergeben sind, dass im Grunde ein Marktversagen vorliegt, denn der Kunde / Klient handelt nicht autonom - auch nicht seine Leistungspartner (e.g. Leistungserbringer). Vielmehr wird von Dritten (MDK)

z. B. eine Pflegestufe (Preisfestlegung) vereinbart oder eine Leistung, die der Patient so nicht einschätzen kann (Hidden information) und an der er die Dienstleistung nach Qualität und den professionellen Leistungsansatz nicht ausreichend zu beurteilen vermag (vgl. Steinmetz 2012, S.13f; vgl. Speck 2004 S. 20 und 27ff; zit. nach Steinmetz 2012, S. 42).

Belastung: Die Konsumentensouveränität als Funktionsbedingung des Gesundheits- und Sozialmarktes ist bei der Mehrzahl aller Patienten eingeschränkt - d. h., der Kunde kauft eine Dienstleistung (Bsp.: Ergotherapie für Armfähigkeitstraining bei Hemiparese) indirekt, deren Umfang und Qualität er nur begrenzt wahrnehmen und akzeptieren kann. Eine Auswahl bzw. eine Substituierung steht m. E. nicht adäquat (Sanktionswirkung) zur Verfügung (vgl. ebenda S. 42).

4. Ergotherapie

Die Ergotherapie[7] ist dafür zuständig, Menschen, die durch eine Krankheit oder Behinderung in der Ausführung von Aktivitäten beeinträchtigt sind, dahin gehend zu unterstützen, dass diese die gewünschten Aktivitäten ausführen können, die für die Lebensqualität derjenigen notwendig ist (vgl. Scheepers et al. 2007, S. 6). Dabei nehmen die persönliche und sozio-kulturelle Bedeutung der Tätigkeit, deren Auswirkung auf die Gesundheit und deren Wechselwirkungen mit der Umwelt einen hohen Stellenwert ein.

4.1 Aufgabenfeld

Eigenständig handeln zu können, sich sinnvoll zu betätigen und das eigene Leben zu steuern sind Grundvoraussetzungen für Gesundheit, Wohlbefinden und Lebensqualität. Ergotherapeuten unterstützen Menschen aller Altersgruppen, die in ihren Fertigkeiten eingeschränkt oder von Einschränkungen bedroht sind und denen diese Voraussetzungen fehlen. Das wesentliche Ziel einer ergotherapeutischen Behandlung ist größtmögliche Selbstständigkeit und Autonomie, das Teilhaben am Leben mit all seinen Perspektiven und Herausforderungen. Dafür erarbeiten Ergotherapeuten gemeinsam mit ihren Patienten jeweils individuelle Lösungen, damit sie ihre Handlungsfähigkeiten entwickeln, wiedererlangen oder erhalten. So bekommen sie Bestätigung und Anerkennung und die Zufriedenheit mit dem Leben kehrt zurück.

Das Besondere der Ergotherapie ist, jeden Menschen mit all seinen körperlichen, seelischen, geistigen und sozialen Aspekten und in seiner Einzigartigkeit zu betrachten. Das Ziel der Ergotherapie ist somit die Handlungsfähigkeit des Menschen in Alltag, Schule und Beruf. Dabei berücksichtigen Ergotherapeuten die für den Einzelnen wichtige Rollen und Aufgaben, sein Lebensumfeld und die zu erlernenden geistigen oder körperlichen Fertigkeiten und Fähigkeiten, um selbstständig Dinge zu erledigen oder Handlungen auszuführen (vgl. DVE, 2014, Abs.1ff).

---

[7] v. griechisch ἔργον, altgriechische Aussprache érgon, „Werk", „Arbeit" und θεραπεία, griech. Aussprache therapeía, „Dienst", „Behandlung")

Einsatzmöglichkeiten sind gegeben: ob als selbstständiger Therapeut mit eigener Praxis, in Akut- oder Rehakliniken, in Einrichtungen für behinderte Menschen und Senioren oder auch in der Förderung von Kindern in Schulen und Kindergärten.

4.2 Ausbildung

Die Ergotherapie hat den therapeutischen Ansatz, dass "tätig sein" ein menschliches Grundbedürfnis ist und das gezielt eingesetzte Betätigung gesundheitsfördernde und therapeutische Wirkung hat. Deshalb unterstützt und begleitet Ergotherapie Menschen jeden Alters, die in ihrer Handlungsfähigkeit eingeschränkt sind und/oder ihre Handlungsfähigkeit erweitern möchten oder müssen (vgl. Med-Akad, 2014). Im Grunde begleitet jedoch die Ergotherapie schon denjenigen, der eine Ausbildung in diesem Berufs aufnimmt - sie entpuppt die Persönlichkeit des angehenden Ergotherapeuten über Ausbildungsinhalte!

Die bundesweit geltende gesetzliche Grundlage für die Ergotherapie-Ausbildung bildet das "Gesetz über den Beruf der Ergotherapeutin und des Ergotherapeuten (Ergotherapeutengesetz - ErgThG)" sowie die "Ausbildung- und Prüfungsverordnung für Ergotherapeutinnen und Ergotherapeuten (Ergotherapeuten- Ausbildung- und Prüfungsverordnung - ErgThAPrV)". Der Fächerkanon setzt sich zusammen aus (vgl. Juris 2014) :

1. Allgemeine Krankheitslehre; spezielle Krankheitslehre einschließlich diagnostischer, therapeutischer, präventiver und rehabilitativer Maßnahmen sowie psychosoziale Aspekte; Grundlagen der Arbeitsmedizin;
2. Psychologie und Pädagogik; Behindertenpädagogik; Berufs-, Gesetzes- und Staatskunde; motorisch-funktionelle Behandlungsverfahren;
3. Neurophysiologische Behandlungsverfahren; neuropsychologische Behandlungsverfahren; psychosoziale Behandlungsverfahren; arbeitstherapeutische Verfahren.
4. Biologie, beschreibende und funktionelle Anatomie, Physiologie,
5. Medizinsoziologie und Gerontologie,
6. Grundlagen der Ergotherapie.

Darüber hinaus werden schulindividuell noch begleitende Fächer angeboten wie:

- Berufskunde und Grundlagen der Ergotherapie, z. B. ergotherapeutische Modelle, Bewegungserfahrung, Gruppendynamik, Gesprächsführung, Prävention und Rehabilitation, Staatsbürger- und Gesetzeskunde, Fachenglisch, wissenschaftliches Arbeiten und technische Medien.

Eine der wichtigsten Komponenten der Ausbildung ist die Umsetzung der theoretischen Kenntnisse im therapeutischen Prozess; diese wird in den Praktika angeleitet und supervidiert. Absolviert werden die Praktika in den Bereichen: psychosozial, Arbeitstherapie und in den speziellen Fächern wie: Neurologie / Orthopädie / Pädiatrie / Geriatrie. Die Gesamtdauer der praktischen Ausbildung beträgt 1 Jahr, verteilt auf 3-4 Praktika über den Ausbildungszeitraum. Ergotherapeuten arbeiten somit auf der Basis wissenschaftlicher Grundlagen und einer fundierten mehrjährigen Ausbildung. Ihr vielschichtiges Aufgabenfeld beherrschen sie dank ihrer in Ausbildung und Praxis erworbenen, breit gefächerten Kenntnis der Zusammenhänge von Gesundheit (vgl. Med-Akad 2014).

Die Ausbildung ist ausschließlich als Vollzeitunterricht mit ca. 35 Unterrichtsstunden pro Woche konzipiert. Eine Aussage über die Aufgaben von Ergotherapeuten und das Ausbildungsziel, d. h., wozu die Ausbildung befähigen soll, enthält das Berufsgesetz nicht. Die Ausbildung schließt mit einer staatlichen Abschlussprüfung ab, über die ein Zeugnis ausgestellt wird. Es besteht ein Rechtsanspruch zur Erteilung der Erlaubnis zur Führung der Berufsbezeichnung, insofern keine Gründe entgegenstehen. Die Urkunde wird von der dafür zuständigen Schulaufsichtsbehörde ausgestellt (vgl. Scheepers et al. 2007, S. 21f).

4.3 Belastungen in der Ausbildung

Angehenden Ergotherapeuten haben ein großes Interesse an der Psychologie und Physiologie des Menschen und an handwerklich-gestalterischen Aktivitäten. Obwohl die Ausbildung diesen Interessen entspricht, fühlen sich Schüler immer wieder unzufrieden und belastet, denn die Ausbildungssituation stellen Herausforderungen dar.

Ein nicht gelungener Umgang mit Belastungen bedeutet eine Reduktion der eigenen Kapazitäten und eine Beeinträchtigung der Lebensqualität. Daraus resultiert die Gefahr der Qualitätseinbuße der therapeutischen Arbeit einerseits und eine mögliche Verzögerung der in den Beruf hineinwachsenden Therapeuten andererseits (er wird also später „fit for use").

Qualitätssicherung in diesem Umfeld bedeutet: "Sicherung von Qualität kann ... als die Gesamtheit aller organisatorischen, technischen und normativen Maßnahmen (Standards) definiert werden, die geeignet sind, die Qualität der Dienstleistung Berufsausbildung hinsichtlich der an sie gerichteten Erwartungen zu sichern, zu verbessern und sie der Weiterentwicklung des fachlichen und pädagogischen Wissens anzupassen..." (Scheepers et al. 2007, S. 32).

Diese kausale Sicht der Dinge soll nachfolgende Studie aufzeigen.

5. Die qualitative Studie

Die Durchführung dieser qualitativen Studie basiert auf einer Methode von Mayring mit dem Namen „qualitativen Inhaltsanalyse" (vgl. Mayring 2010, S. 26f). Als begleitende Quellen werden Mayrings Methode aus dem Buch „Qualitative Inhaltsanalyse" und die Webseiten („Die qualitative Inhaltsanalyse") der Pädagogischen Hochschule Freiburg verwendet (vgl. PHF 2014).

Mayring beschreibt in seinem Buch drei Analysetechniken (Zusammenfassung, Explikation und Strukturierung) - diese unterteilt er dann nochmals. So die Analysetechnik „Zusammenfassung" unterteilt er in zwei Techniken: der Zusammenfassung und der Induktive Kategorienbildung. In dieser Studie werden diese beiden Formen in Kombination genutzt (vgl. Mayring 2010, S. 66). Wobei in dieser Studie die induktive Kategorienbildung auf bereits bestehende Daten aus der Zusammenfassung zurückgreift. Ziel ist eben nicht nur eine qualitative Textanalyse, sondern auch über die Kategorienbildung hinweg quantitative Daten zu erhalten, um Aussagen auf der Metaebene zu unterstützen..

5.1 Inhaltsanalyse - Theorie

Die Stärke der qualitativen Inhaltsanalyse besteht darin gegenüber anderen Interpretationsverfahren, dass die Analyse in einzelne Interpretationsschritte zerlegt wird, die vorher festgelegt werden. Dadurch wird sie für andere nachvollziehbar und intersubjektiv überprüfbar, dadurch wird sie übertragbar auf andere Gegenstände, für andere benutzbar, wird sie zur wissenschaftlichen Methode. Das Ablaufmodell der Analyse muss zwar im konkreten Fall an das jeweilige Material und die jeweilige Fragestellung angepasst werden, es lässt sich jedoch ein allgemeines Modell zur Orientierung aufstellen (vgl. PHF 2014):

1. Festlegung des Materials
   - „Für die qualitative Inhaltsanalyse betrachtet es Mayring als überaus bedeutsam, die Art des zu analysierenden Materials genau zu bestimmen und zu dokumentieren: Die Grundlage für die Inhaltsanalyse bilden sehr häufig transkribierte Interviews oder Gruppendiskussionen.

- Hier ist es beispielsweise elementar, die Art der Transkription sowie deren Konventionen näher zu benennen, um Eigenarten des vorliegenden Protokolls in der Inhaltsanalyse berücksichtigen zu können." (ebenda).

2. Analyse der Entstehungssituation

- Allgemein ist hier von Interesse, wer das Material aus welchem Grunde zusammengetragen und ausgewertet hat, was dessen Motive und Zielrichtung in Bezug auf die Forschungsarbeit waren. Konkret geht es auch um die Zusammenhänge, in denen das Material erhoben wurde, also wer zum Beispiel an einem Interview teilgenommen hat, welchen sozialen Bedingungen die Befragten entstammen sowie in welcher Situation und Atmosphäre das Erhebungsgespräch stattgefunden hat (ebenda).

3. Formale Charakterisierung des Materials

- „Für die qualitative Inhaltsanalyse betrachtet es Mayring als überaus bedeutsam, die Art des zu analysierenden Materials genau zu bestimmen und zu dokumentieren: Die Grundlage für die Inhaltsanalyse bilden sehr häufig transkribierte Interviews oder Gruppendiskussionen. Hier ist es beispielsweise elementar, die Art der Transkription sowie deren Konventionen näher zu benennen, um Eigenarten des vorliegenden Protokolls in der Inhaltsanalyse berücksichtigen zu können."(ebenda).

4. Festlegung der Analyserichtung

- „Bevor der Forscher sich an die Arbeit der Analyse macht, muss zunächst bestimmt werden, über welchen Aspekt des vorhandenen Materials überhaupt Aussagen getroffen werden sollen. So ist es beispielsweise möglich, die Analyse auf den thematischen Gegenstand des Materials zu richten, den emotionalen Zustand des Senders zu ermitteln, die explizierten Gehalte des gesprochenen bzw. geschriebenen Wortes präzise zu beurteilen oder die Wirkung auf den Rezipienten zu untersuchen."(ebenda).

5. Theoretische Differenzierung der Fragestellung

- „Um dem Anspruch der Wissenschaftlichkeit gerecht zu werden, bemüht sich Mayring um eine präzise Ausrichtung an Regeln und Systematisierungen, die für ein intersubjektiv nachprüfbares Ergebnis sorgen sollen - das hier dargestellte Ablaufmodell kann den Beweis für Mayrings Intention liefern. Gleichfalls betont Mayring auch die Ausrichtung an wissenschaftlicher Theorie.

- Die interpretatorische Arbeit der Inhaltsanalyse soll daher nicht allein stehen, sondern auf eine fundierte Einordnung in die wissenschaftlichen Erkenntnisse und Diskussionen zum bearbeiteten Themenspektrum folgen." (ebenda).

6. Bestimmung der Analysetechnik

- „An dieser Stelle muss entschieden werden, welches inhaltsanalytische Verfahren Anwendung finden soll. Mayring stellt die Verfahren:

  - Zusammenfassung,
  - Explikation und
  - Strukturierung

  zur Wahl, welche in den nächsten Abschnitten kompakt beschrieben werden." (ebenda).

7. Definition der Analyseeinheiten

- „In diesem Schritt wird genauer festgelegt, welche Maßeinheiten des Materials zum Gegenstand der Analyse gemacht werden sollen. Hier stellt die „Codiereinheit" die kleinste Texteinheit dar, die ausgewertet wird. Das Gegenstück als größte zu interpretierende Texteinheit bildet die „Kontexteinheit". Gleichzeitig bestimmen diese Analyseeinheiten auch die Elemente, welche für die Bildung von Kategorien dienen können." (ebenda).

8. Durchführung der Materialanalyse

- „Die drei Analysetechniken Zusammenfassung, Explikation und Strukturierung sind nicht gedacht als hintereinander zu gehende „Schritte" bei der Auswertung. Es sind vielmehr drei Analysetechniken, die in Abhängigkeit vom Material und der Forschungsfrage ausgewählt werden müssen." (ebenda).

Im Laufe der qualitativen Inhaltsanalyse wird der Text somit bearbeitet und in Kategorien zusammengefasst. Das Ablaufmodell sieht dabei die wiederholte Überarbeitung der Kategorien vor, um sicherzugehen, dass diese adäquat das im Text Gesagte darstellen. Die Kategorie als Einheit und Endprodukt der qualitativen Inhaltsanalyse enthält sowohl induktive als auch deduktive Eigenschaften. Kategorien sind induktiv, weil sie direkt aus dem Text gewonnen werden.

Ein Kennzeichen hierfür ist, dass der Name der Kategorie häufig direkt aus dem zu analysierenden Text stammt. Des Weiteren wird die Textinterpretation und damit die Beantwortung der Fragestellung auf der Grundlage des Kategoriensystems ausgeführt (vgl. Mayring 2010, S: 17ff).

5.2 Ablauf der zusammenfassenden Inhaltsanalyse

1.) Festlegung des Materials

Bei dieser Auswahl stand vor allem die Anschaulichkeit des Materials im Vordergrund; sie kann nicht als repräsentativ gelten. Es handelt sich durchweg um aktuell beschäftigte Ergotherapeuten. Alle hatten das Staatsexamen in den den Jahren 2004 / 2005 bestanden (Gründungsjahrgang und Folgejahrgang). Die Frage „Wie war es und was belastete Sie?" wurden von mittels Stichprobe von 30 ehemaligen Schülern schriftlich innerhalb einer Dauer von 20 Minuten beantworten. Die Seiten (lose Blätter) wurden anonymisiert gehandhabt (keine Namen etc. als Rückschlüsse möglich).

2.) Analyse der Entstehungssituation

Im Rahmen einer Veranstaltung zum 10jährigen Bestehen in 2011 einer Schule wurden „Ehemaligen" Ausbildungsteilnehmer gebeten, auf einer DIN-A4-Seite sich zu Ihren Wahrnehmungen zur Einrichtung damals, dem Schulablauf und Sonstigem ihnen Wichtiges zu äußern. Also wie erlebt der Einzelne diese Ausbildungssituation und welche Belastungen verspürt er in welchen Bereichen. Als Aufwärmübung zu diesem schriftlichen Interview diente eine gemeinsame Erinnerungsrunde, in der sich die Teilnehmer der Studie unter dem Titel „weißt, Du noch - damals" ihnen wichtige Dinge in Erinnerung rufen konnten. In dieser Runde gab es ebenso kleine Arbeitsgruppen, die sich ihre speziellen Themen zu o. g. Frage suchten. Die gesamte Veranstaltung bzgl. der Erhebung für die Studie dauerte 1,5 Stunden und wurden vom Autor moderiert.

3.) Formale Charakteristika

Diese anonymen schriftlichen Aufzeichnungen wurden dann entgegengenommen und in ein Textverarbeitungssystem (Word) transkribiert.

Diese Evaluationsbögen haben einen Umfang von über 30 Seiten und wurden mit inhaltsanalytischen Verfahren ausgewertet.

4.) Festlegung der Analyserichtung

Die Analyse richtet sich auf den thematischen Gegenstand des Materials hinsichtlich emotionalen Wahrnehmung (Attribution - Zuschreibung) der Schüler, um dann die Zuordnung und die explizierten Gehalte des geschriebenen Textes (weitestgehend präzise) zu beurteilen.

5.) Theoretische Differenzierung der Fragestellung

Es interessieren vor allem die Wahrnehmung der Schüler in der Schule zu Ausbildung, Betreuung, Praxiseinsätzen und zu den Modulen bzgl. der Attribution (Zuschreibung von internen (personenspezifische) und externen (umweltspezifische) Effekten).

6.) Bestimmung der Analysetechnik

Es wird eine zusammenfassende Inhaltsanalyse erstellt. Zusammenfassung: „Ziel der Analyse ist es, das Material so zu reduzieren, dass die wesentlichen Inhalte erhalten bleiben, durch Abstraktion einen überschaubaren Corpus zu schaffen, der immer noch Abbild des Grundmaterials ist." (Mayring, 2003, S. 67ff). In mehreren Arbeitsschritten wird versucht, das vorliegende Material zu paraphrasieren, systematisch zu kürzen und auf wesentliche Sinngehalte zu reduzieren. Auf diese Weise entsteht ein Kategorienraster, das eine thematische Gliederung enthält. Durch die Gliederung können Materialeinheiten sortiert und unter Kategorien rationell zusammengefasst werden. Zur Analysetechnik der Zusammenfassung bietet Mayring wiederum ein grobes Ablaufmodell mit folgender Schrittabfolge an (vgl. ebenda):

Z1: Paraphrasierung
Z2: Generalisierung auf das Abstraktionsniveau
Z3: erste Reduktion
Z4: zweite Reduktion

In diesem Ablaufmodell sieht Schritt Z1 die zusammenfassende Kurz- und Umformulierung der Kodiereinheiten vor. Wesentlich sind die Löschung von Ausschmückungen sowie die Umformulierung in eine grammatische Kurzform auf möglichst vereinheitlichtem Sprachniveau.

In Schritt Z2 wird ein Abstraktionsniveau definiert - anhand dieses festgelegten Abstraktionsniveaus wird überprüft, welche paraphrasierten Materialeinheiten unter dem Abstraktionsniveau liegen, um genau diese anschließend allgemeiner zu fassen - also das Abstraktionsniveau der betrachteten Materialeinheit anzuheben. Materialeinheiten, die in paraphrasierter Form über dem definierten Abstraktionsniveau liegen, verbleiben zunächst unbearbeitet. Im Schritt Z3 werden Paraphrasen mit gleicher Bedeutung ausgestrichen und nur diejenigen Paraphrasen weiterverwendet, die von elementarer Bedeutung für das Material sind. Schließlich werden in Schritt Z4 Paraphrasen mit ähnlichem Inhalt gebündelt und gegebenenfalls mit einer neuen Formulierung aktualisiert (vgl. PHF 2014).

7.) Definition der Analyseeinheiten

Als Auswertungseinheit wurde der Text der Erhebungsbögen festgelegt.

1) Kodiereinheit: Bei den mehr als eine Basale Inhaltseinheit[8] tragenden Sätzen wurde der Satz in entsprechende Anzahl der Teilen aufgeteilt, wobei ein solcher Satzteil als eine Kodiereinheit zu verstehen ist.

2) Die Satzaufteilung wurde auch mit Hinsicht auf die später erfolgten Kategoriebildung und Kategorieattributenzuordnung durchgeführt.

3) Als Kontexteinheit sind mehrere Sätze aus einer Auswertungseinheit zu verstehen, deren Inhaltseinheiten sich entweder auf den gleichen Gegenstand beziehen oder mit dem gleichen Gegenstand eng zusammenhängen. Die Kontexteinheit kommt besonders bei denjenigen Textstellen zum Ausdruck, wo die Aussagekraft der Kontexteinheit durch den synergetischen Effekt stärker / zutreffender ist als die Aussagekraft von alleine stehenden Sätzen.

4) Bei Bildung der Einheiten hat der Inhalt / Kontext immer Vorrang, d.h. die Kontexteinheit hat Vorrang vor der Kodierereinheit.

8.) Durchführung der Materialanalyse

Analyseschritte gemäß Ablaufmodell aus Punkt 6.)

- Word Transkription (Word)
  - o Ziel: Elektronische Erfassung des Textes.
  - o Beschreibung:

---

[8] *Basale Inhaltseinheit* = Inhaltseinheit des nullten Grades = Textteil, der gerade eine Information beinhaltet.

- Die Erhebunsgbögen (lose Blätter) wurden in das Programm MS-Word transkribiert.
- Der Textinhalt jedes Bogens wurde in einer Word-Tabelle so gefasst, dass jede Zeile jeweils einer Kodierereinheit entspricht.
  - Beispiel:

    Reflexion der Ausbildung

    Ich bin mit gemischten Gefühlen zur ersten Seminarwoche gegangen, da ich aufgrund meiner parallelen >Beruf nicht wusste, ob ich den standhalten würde. Zum heutigen Zeitpunkt bin ich froh, dass ich es durchgezogen habe.Für meine berufliche Zukunft bedeutet dies nicht nur eine Aussicht auf ein BA-Studium, sondern auch eine Ergänzung an zusätzlichem Wissen für den Berufsalltag. Zwar waren die Praxiseinsätze sehr anstrengend und mit hohem Aufwand verbunden (was sich auch gesundheitlich zeigte), doch das Gefühl es nun geschafft zu haben, überwiegt alles.

- Alpha-numerische Kodierzeichenzuordnung (Word)
  - Ziel: Jeder Kodierereinheit ein Kodierzeichen zuordnen.
  - Beschreibung:
    - Zweistelliges nummerisches Kodierzeichen wurde jedem Satz aus dem Auswertungseinheit zugeordnet, wobei die erste Nummer der Nummer der Auswertungseinheit und die zweite der Satznummer in der Auswertungseinheit entspricht (z. B.: 1.1, 1.2, 4.2).
    - Bei der Kodiereinheit setzt sich das Kodierzeichen neben dem zweistelligen nummerischen Satzzeichen auch aus einem zusätzlichen alphabetischen Zeichen zusammen (a,b,c,...).

Beispiel:

Kodierzeichen	Kodiereinheit
2.3a)	Für meine berufliche Zukunft bedeutet dies nicht nur eine Aussicht auf ein BA-Studium, ...
2.3b)	... sondern auch eine Ergänzung an zusätzlichem Wissen für den Berufsalltag.

- Auslassen (Word)
  - o Ziel: Erste Textreduktion.
  - o Beschreibung:
    - Alle nicht oder wenig inhaltstragende Textbestandteile wie ausschmückende, wiederholende oder verdeutlichende Wendungen wurden ausgestrichen.
    - Textbestandteile, die zum Verständnis anderer Textbestandteile nicht notwendig sind, wurden ebenso ausgestrichen.

Beispiel:

Auslassen	
Kodierzeichen	Kodiereinheit
2.3a)	Für ~~meine berufliche~~ Zukunft bedeutet ~~dies nicht nur eine~~ Aussicht auf ~~ein~~ BA-Studium ...
2.3b)	... ~~sondern auch eine~~ Ergänzung an ~~zusätzlichem~~ Wissen für den Berufsalltag.

- Paraphrasierung (in Excel)
  - o Ziel: Einheitliche Sprachebene.
  - o Beschreibung:
    - Die inhaltstragende Textstellen wurden in eine knappe, nur auf den Inhalt beschränkte, beschriebene Form umgeschrieben.
    - Die einzelnen Kodiereinheiten wurden auf eine einheitliche Sprachebene übergesetzt und auf eine grammatikalische Kurzform transformiert.
    - Textstellen, wo der Einsatz dieses Vorgehens zur beträchtlichen Veränderung ihres Inhalts kommen würde, oder die nicht zuverlässig hinsichtlich Konnotation ihrer Aussage übergesetzt werden können, wurden in ihrer Originalform beibehalten.
  - o Beispiel

    Mit gemischten Gefühlen zur ersten Seminarwoche gegangen - aufgrund parallelen Beruflichkeit nicht wusste, ob den standhalten würde. ...heute froh, es durchgezogen zu haben.

Für Zukunft bedeutet Aussicht auf BA-Studium. Ergänzung an Wissen für den Berufsalltag. Praxiseinsatz anstrengend mit hohem Aufwand verbunden...Gefühl es geschafft zu haben, überwiegt alles.

- Generalisierung
  - o Ziel: Generalisierung auf das Abstraktionsniveau.
  - o Beschreibung:
    - Bildung der Mikropropositionen[9]: „Gegenstände[10] der Paraphrasen wurden möglichst gegenstandsnah auf eine Abstraktionsebene generalisiert, so dass die alten Gegenstände in den neu formulierten impliziert sind.
    - Unter Beachtung latenter Sinngehalte wurden die folgendne Makrooperatoren der Reduktion angewandt:
      - Auslassen,
      - Generalisation,
      - Integration,
      - Konstruktion,
      - Selektion.
    - Satzaussagen wurden auf die gleiche Weise generalisiert.
  - o Beispiel s. weiter unten.
- Zweite Reduktion und Selektion (Excel)
  - o Ziel: Selektion der zentral inhaltstragenden Mikropropositionen aus der Generalisierungebene.
  - o Beschreibung:
    - Inhaltsgleiche Mikropropositionen, die aus einer Auswertungseinheit stammen, wurden ausgestrichen.
    - Mikropropositionen, die auf der Generalisierungsniveau nicht als wesentlich inhaltstragend oder unwichtig erachtet wurden, wurden auch ausgestrichen.
    - Mikropropositionen, die weiterhin als zentral inhaltstragend erachtet wurden, wurden beibehalten.

---

[9] Mikroproposition = Inhaltseinheit des ersten Grades = Aus der Auswertungseinheit stammende und durch den Generalisierungsprozess und die Abstraktion einer oder mehreren Basalen Inhaltseinheiten gewonnene Aussageeinheit, die einfache (im Sinne nicht komplexe, unstrukturierte) Aussage über den Gegenstand liefert.
[10] Gegenstand = Objekt oder Sachverhalt der Inhaltseinheit.

- Zusammenfassung der Auswertungseinheit(Excel)
  - Ziel: Zusammenfassung der Ausweertungseinheit mittels der Makropropositionen.
  - Beschreibung:
    - Bildung der Makropropositionen:
      - Mikropropositionen mit gleichem (ähnlichen) Gegenstand und *ähnlicher* Aussage wurden zu einer Makroproposition zusammengefasst (Bündelung).
      - Mikropropositionen mit gleichem (ähnlichen) Gegenstand und *verschiedener* Aussage wurden zu einer Makroproposition zusammengefasst (Konstruktion / Integration).
      - Mikropropositionen mit mehreren Aussagen wurden zu einem Gegenstand zusammengefasst (Konstruktion / Integration) (ebenda, S. 72).
      - Inhaltstragende Mikropropositionen mit alleinstehendem Gegenstand wurden unverändert übernommen, damit sind diese Makroproposition geworden.
      - Es wurde überprüft, ob die neuen Aussagen (Makropropositionen) das Ausgangsmaterial noch repräsentieren.
      - Zusammenfassung der Auswertungseinheit[11] wurde als eine kohärente Bedeutungsstruktur aus Makropropositionen gebildet.
      - Zusammenfassung der Auswertungseinheit wurde am Ausgangsmaterial rücküberprüft.
- Zusammenfassung der Ausgangsmaterialien (Excel)
  - Ziel: Inhaltlich zusammenfassende Erfassung des Ausgangsmaterials in der Sprache des Materials.
  - Beschreibung:
    - Zusammenfassungen der Auswertungseinheiten wurden in eine neue strukturierte Inhaltseinheit weiterhin zusammengefasst.

---

[11] *Zusammenfassung der Auswertungseinheit* = Inhaltseinheit des dritten Grades = aus den Makropropositionen gebildete kohärente und strukturierte Aussagestruktur (Netzwerk von Makropropositionen), die zusammenfassende Wiedergabe des Auswertungseinheitsinhalts darstellt.

41

- Der Aufbau der Inhaltseinheitstruktur hat sich an Hauptkategorien orientiert. Zusammenfassende Inhaltswiedergabe für jede Hauptkategorie und ihre entsprechenden Subkategorien wurde somit zum Baustein der Zusammenfassung.
- Folgende Zusammenfassungstrategien wurden eingesetzt::
  - Auslassen, Generalisation, Integration, Konstruktion,
  - Selektion, Bündelung.

Die Details sind in Anlage 1 gefasst. Es bildet die Ergenisse als Zusammenfassung.

5.3 Induktive Kategorienbildung

Die Details aus Anlage 1 und deren Subsumption bilden die Basis für die induktive Kategorienbildung.

In der qualitativen Inhaltsanalyse kann sehr wohl eine Auswertung auch nach quantitativen Gesichtspunkten erfolgen - auf Kategoriengruppe / Niveau und deren möglichen Attribute. Nebenstehendes Schaubild soll den Sachverhalt bildlich erläutern (Quelle: Eigene in Anlehnung an Ramsenthaler 2013, S. 29).

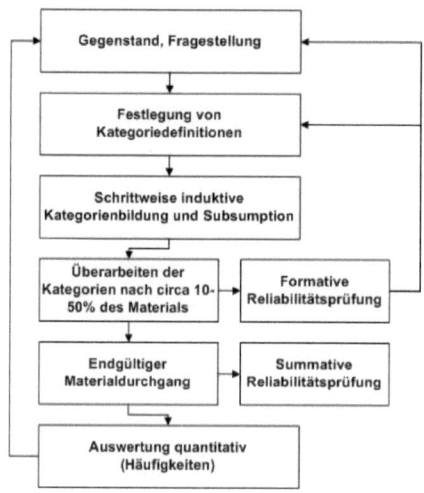

Abbildung 6: Ablaufmodell induktiver Kategorienbildung

42

Ramsenthaler schreibt hierzu: „Im Laufe der qualitativen Inhaltsanalyse wird der Text bearbeitet und in Kategorien zusammengefasst (Mayring 2000). Das Ablaufmodell sieht dabei die wiederholte Überarbeitung der Kategorien vor, um sicherzugehen, dass diese adäquat das im Text Gesagte darstellen. Die Kategorie als Einheit und Endprodukt der qualitativen Inhaltsanalyse enthält sowohl induktive als auch deduktive Eigenschaften. Kategorien sind induktiv, weil sie direkt aus dem Text gewonnen werden. Ein Kennzeichen hierfür ist, dass der Name der Kategorie häufig direkt aus dem zu analysierenden Text stammt. Andererseits sind Kategorien deduktiv, da nach Mayring im Rahmen der deduktiven Kategorienbildung diese a priori gebildet werden (Mayring 2007). Des Weiteren wird die Textinterpretation und damit die Beantwortung der Fragestellung auf der Grundlage des Kategoriensystems ausgeführt. Somit determiniert die Kategorie die Textanalyse (Lamnek 2005)."(Ramsenthaler, 2013, S.25).

Es wurde parallel zu der Durchführung / Sichtung des Materials ein Kategorienkatalog (s. Anlage 2) aufgebaut. Nachstehende Vorschriften orientieren sich an o. g. Abbildung:

A)   Selektionskriterium und Definition der zu bildenden Kategorien

Ziel: Festlegung des Ausgangsmaterials für Kategorienbildung und der Definition der Kategorien.

Beschreibung:

A.1 *Selektionskriterium*, das bestimmte welches Material als Ausgangspunkt für Kategorienbildung angesehen sein soll, richtete sich an das Thema der Fragestellung der Analyse. Alle Textstellen, die in Bezug zu jeglichem Aspekt der Ausbildung stehen, wurden als Ausgangsmaterial für das Ableiten der Kategorien angesehen.

Beispiel des Textes, der dem Selektionskriterium entspricht:

14.7a	Durch die Ausbildung wurde ich viel kritischer und hinterfrage viele Themen, diese ich früher so hingenommen hätte.

A.2 *Kategoriendefinition*: Aspekte der Ausbildung; alle Hinweise wie diese vom Teilnehmern **empfunden** waren.

B)   Festlegung des Abstraktionsniveau der zu bildenden Kategorien

Ziel: Festlegung, wie konkret oder abstrakt die Kategorien gebildet werden sollen.

Beschreibung:

B.1 Abstraktionsniveau: konkret beschreibbare Bewertungen und Beschreibungen von Ausbildungsaspekten und ihre Wirkung auf die Wahrnehmung der Ausbildung von den Studierenden.

C)   Bildung der Kategorien und Beschreibungsmerkmalen - Einzelschritte

C.1 Bildung der Kategorien

Ziel: Bildung der Kategorien als inhaltlich zusammenfassender Begriffen.

Beschreibung:

C.1.1, Wenn das erste Mal das Selektionskriterium erfüllt wurde, unter Betrachtung des Abstraktionsniveau wurde im Verallgemeinerungsprozess die Kategorie stichwortartig als ein Begriff für jede Codier- und Inhaltseinheit formuliert.

C.1.2, Wenn das nächste Mal das Selektionskriterium erfüllt wurde, wurde entschieden, ob die Textstelle unter die bereits gebildete Kategorie fällt (Subsumption) oder eine neue Kategorie zu bilden ist. So wurde der Inhalt jeder Codier- und Inhaltseinheit mit einem Begriff beschrieben.

C.1.3 Nach Bearbeitung ca 50 % des Materials wurde überprüft, ob eine Überarbeitung der bisher gebildeten Kategorien erforderlich ist.

C.2 Bildung der Haupt- und Subkategorien

Ziel: allgemeineres und knapperes Kategorien- und Subkategoriensystem.

Beschreibung:

C.2.1 Alle Kategorien/Begriffe, die zu einem umfassenderen größeren Sachverhalt gehörten, wurden unter den entsprechenden Oberbegriff subsumiert.

C.2.2 Hinsichtlich Fragestellung die als nicht relevant angesehenen Kategorien wurden weggelassen.

C.2.3 Wo möglich und inhaltlich relevant, wurde eine Kategorie in weitere Subkategorien gegliedert.

C.3 Bildung der Beschreibungsmerkmale

Ziel: Ableiten der Kategorienbeschreibungsmerkmale aus dem Auswertungsmaterial.

Beschreibung:

C.3.1 Beschreibungsmerkmale wurden aus der Codiereinheit / Kontexteinheit, die im Bezug zu der Kategorie / Subkategorie stehen und über ihre qualitativen Eigenschaften eine Aussage machen, übernommen oder aus dem Kontext abgeleitet. „Solche Stellen können:

a) definierend, erklärend,

b) beschreibend,

c) bewertend,

d) Antithetisch, das Gegenteil beschreibend zur Kategorie / Subkategorie stehen.

C.4 Rücküberprüfung des neuen Kategoriensystems

Ziel: Revision, ob die als Kategoriensystem zusammengestellten Begriffe das Ausgangsmaterial noch repräsentieren.

Beschreibung:

C.4.1 Es wurde überprüft, ob die Kategorien die relevanten Gegenstände aus dem Ausgangsmaterial befriedigend erfasst / widerspiegelt haben.

C.4.2 Es wurde überprüft, ob das Selektionskriterium und das Abstraktionsniveau vernünftig gewählt wurden.

C.4.3 Wo sich die Veränderungen als nötig erwiesen, wurden diese in den Kodierregeln eingebaut und das Material den Veränderungen entsprechend wieder bearbeitet.

D) Qualitative Auswertung

D.1 Bestimmung der Gültigkeit der Attributen

Ziel: Für jeden Attribut im Kategoriensystem zu bestimmen, inwieweit ist dieses gültig hinsichtlich der drei Jahre der Ausbildung.

Beschreibung:

D.1.1 Jedem Attribut aus dem Kategoriensystem wurde der Gültigkeitskoeffizient aus dem Bereich [0; 1] zugeordnet.

D.1.2, Wenn keine nähere Bestimmung des Zeitraums angegeben wurde oder sich diese aus dem Kontext nicht eindeutig ableiten ließ, wurde vorausgesetzt, dass es sich um eine allgemeine Aussage handelt, die sich auf die allen drei Jahre der Ausbildung bezieht. In solchen Fällen wurde dem Attribut der Gültigkeitskoeffizient = 1 zugeordnet.

D.1.3 Wenn der Zeitraum, auf den sich das Attribut bezieht, kürzer als drei Jahre angegeben oder angedeutet wurde, wurde dem Attribut der Gültigkeitskoeffizient < 1 zugeordnet. In Klammern wurden genau der Begriff oder die Textstelle aus der Auswertungseinheit angegeben, die den Zeitraum abgrenzen. Beispiel:

Codierzeichen	Paraphrase	Kategorie	Attribut	Gültigkeit als Koeffizient
7.6a)	Ausbildung häufig finanzielle und private Belastung gewesen.	Ausbildung	belastend	< 1 (häufig)

D.2 Bestimmung des Gewichts der Attributen

Ziel: Für jeden Attribut sein Gewicht im Kategoriensystem zu bestimmen.

Beschreibung:

D.2.1 Jedem Attribut wurde nach dem Gültigkeitskoeffizient sein Gewicht zugeordnet. Das Gewicht liegt im Bereich [0; 1].

D.2.2 Allen Attributen mit Gültigkeitskoeffizient =1 wurde das Gewicht =1 zugeordnet.

D.2.3 Bei den übrigen Attributen mit Gültigkeitskoeffizient < 1, wurden zuerst alle Textstellen, die die Abgrenzung des Zeitraums angeben / beschreiben, in einer separaten Tabelle zeitlich abwärts aufgelistet. Textstellen, die hinsichtlich des Zeitaspekts als gleichbedeutend angesehen werden können, wurden als Synonyme betrachtet und in eine Zeile nebeneinander gebracht. Jeder Zeile wurde anschließend gemäß ihres zeitlichen Bedeutungsinhalts und im Kontext aller verbliebenen Zeilen ein Gewichtskoeffizient aus dem Gebiet [0; 1[zugeordnet. Der Gesamtkontext der Einzelfälle wurde hiermit nicht mehr berücksichtigt (statistisches Glätten). *(Zuordnung erfolgte nach dem subjektiven Verständnis und Gefühl, nicht theoriegeleitet!)*

D.2.4 Um die Intersubjektivität sicherzustellen, sind die zugeordneten Werte jederzeit modifizierbar.

D.2.5 Auf eine Auflistung der Einzelfälle, bei denen der o. g. Vorgang aus Validitätsgründen nicht eingesetzt wurde, marginale Aussagen betreffend

5.4 Interpretation der Ergebnisse

Die Ergebnisse sind in den Anlagen 1-3 im Detail gefasst. Sie zeigen in Summe, dass in allen gebildeten Hauptkategorien zum Teil erhebliche Verbesserungspotenziale gegeben sind. Zu der Forschungsfrage sind in **Anlage 4** auf Kategorienebenen die quantitativen Auswertungen enthalten: Lehrinhalt, Ausbildungsbetreuung und Ausbildung und Praxis. Sie sind als „Marker" für die Qualitätsaussage notwendig (Quellen alle Eigene).

Ausbildung und Praxis: Unzufriedenheit geht aus den Aussagen aufgrund des breiten Spektrums der Bewertungen nicht eindeutig hervor (sehr gut, gut funktionierend, in Ordnung, umgehende Problemlösung und zuständiges Personal leicht erreichbar, grenzwertig, mangelhaft, es gab keine - bei Fragen zuständiges Personal nicht erreichbar oder uninformiert). **Fazit:** Die Wahrnehmung der Ausbildung und der Praxiseinsätze wurde nur in 23 % aller Fälle als positiv bewertet.

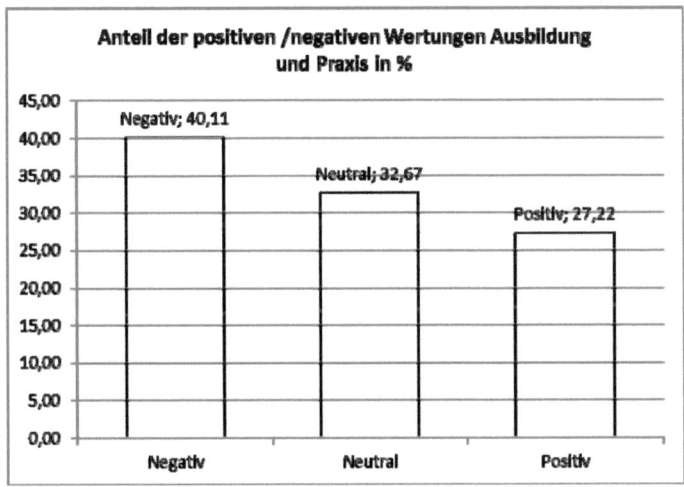

Abbildung 7: Ausbildung und Praxis

47

Ausbildungsbetreuung: anfangs nach Gründung der Schule wurde mit „schlecht / mangelhaft, chaotisch / unstrukturiert gewesen, der Informationsfluss hat nicht gut oder mit Verspätung funktioniert und zuständiges Personal nicht erreichbar und uninformiert" gewertet und wurde als ärgerlich, demotivierend und belastend empfunden. Nach den ca. zwei Anfangsjahren nach Gründung der Schule wurde eine positive Entwicklung und Verbesserengen und gegen Ausbildungsende eine gut / strukturierter strukturierte Lehrgangsbetreuung wahrgenommen. **Fazit:** Die Wahrnehmung der Ausbildungsorganisation wurde in 61 % aller Fälle als negativ bewertet.

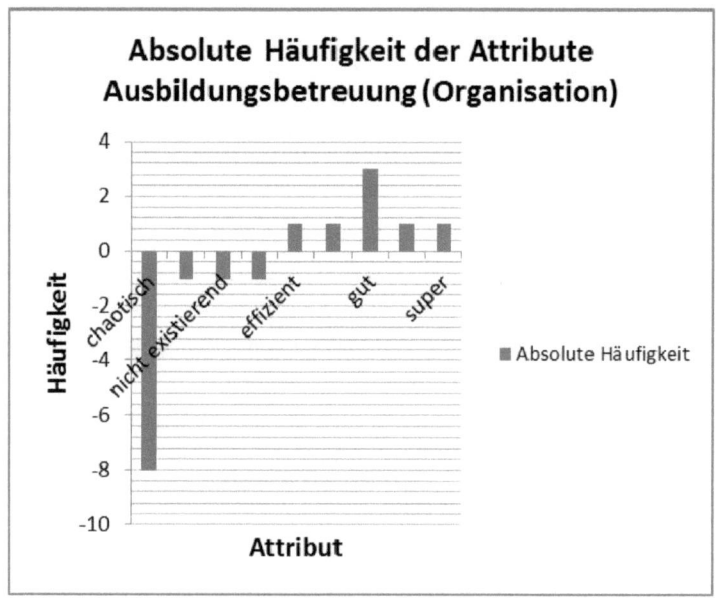

Abbildung 8: Ausbildungsbetreuung

Lehrinhalt: Ungefähr die Hälfte (51 %) aller Kurse / Module wurde inhaltlich gut (informativ, interessant, bereichernd, beruflich umsetzbar, von Wert) wahrgenommen. Einige Module seien nicht fachübergreifend genug bzw. aus dem Gebietsgesamtkontext der Ergotherapie herausgerissen gewesen.

Aber nicht nur die Vermittlung des Teilbereiches, sondern auch der Überblick über das Faches wäre gewünscht. Die übrigen Kategorien wurden im Mittel ebenso bewertet.

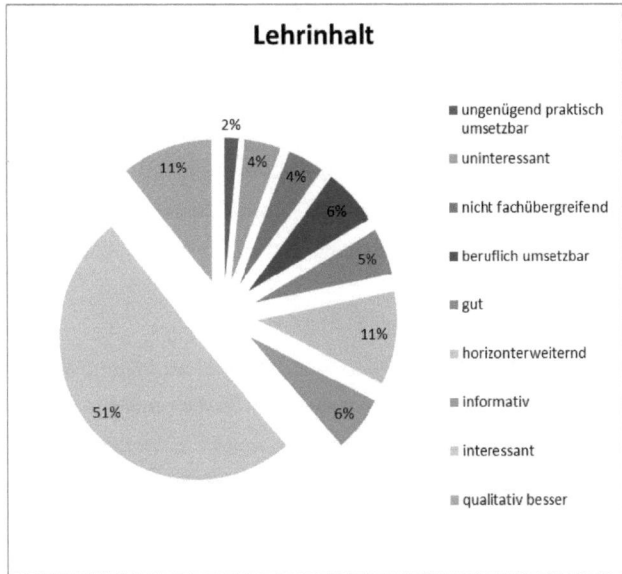

Abbildung 9: Lehrinhalt

Insofern bleibt das **generelle Fazit** über die ersten zwei Ausbildungsjahre der Schule: Die Leistungen waren unterdurchschnittlich und die Schüler waren zurecht unzufrieden. Insofern kann behauptet werden, dass die Qualität der Ausbildung insgesamt für die ersten zwei Jahrgänge unterdurchschnittlich war.

5.5. Kritik

Kritik wird hierbei verstanden unter dem Kant'schen Ansatz, dass eine Analyse und Prüfung der vorausgegangenen Interpretation erfolgt.

Vorweg zum gewählten Verfahren: Die Pädagogische Hochschule Freiburg schreibt zum Verfahren nach Mayring eine grundsätzliche Kritik:: „Die Qualitative Inhaltsanalyse nach Mayring: (…) Den Beginn des von Mayring beschriebenen qualitativ- in-haltsanalytischen Vorgehens bildet die Sichtung des Gesamtmaterials ohne weitere Vorüberlegungen - auf diese Weise soll sich der Forscher einen Überblick über die Einzelfälle und über die Merkmalsstruktur der Stichprobe verschaffen. Wie bereits an dieser Stelle deutlich wird, schlägt Mayring zwar ein offenes Vorgehen vor, bei dem sich mögliche Kategorisierungen aus dem Material selbst ergeben sollen - später wird sich jedoch noch deutlicher zeigen, dass hinsichtlich des qualitativen Charakters Einschränkungen in Kauf genommen werden, da auf eine Kategorisierung von Ein-zelfällen hingewirkt wird; diese macht einerseits auch sehr große Materialmengen handhabbar, nivelliert andererseits aber auch den individuellen Charakter des Einzel-falles und durchkreuzt somit bei genauer Betrachtung das qualitative Forschungspa-radigma."(PHF 2014).

Die qualitative Studie hat einen zeitlichen Versatz und es bleibt zu fragen, welche Änderungen sich bis dato ergeben haben, die dieses in der Studie ermittelte Ergeb-nis einerseits infrage stellen und andrerseits hinterfragen, welche Evaluationsverfah-ren sind aktuell im Einsatz und stellen die aufgezeigten Qualitätsmängel ab.

Erkenntnistheoretisch bleibt das Ergebnis aus dieser Studie, dass die Qualität sich nicht mit den Erwartungen des Kunden deckte und es durchweg organisatorischer Anstrengungen bedurfte, hier noch einen turn around zu schaffen.

Fakt ist jedoch, die Schule hat nach gut einem Jahr die Qualitätsmängel erkannt und inkrementell Aktionen aufgesetzt (priorisiert) :
- Die Schulleitung wurde verstärkt und mit mehr Kompetenzen ausgestattet.
    o Selektion von Honorarkräften, Evaluation von Kooperationspartner.
    o „Kleine Kasse (Barggeld)" – Eigenverantwortung
- Der Unterricht wurde vermehrt beobachtet (s. Beispiel in Anlage 5).
- Kooperationspartner wurden selektiert hinsichtlich Praxiseinsatz und Tauglich-keit.
- Die Qualität der Dozenten änderte sich dahin gehend, dass grundsätzlich Do-zenten eingesetzt wurden, wie Ergotherapeuten mit Weiterbildung zur Lehre oder pädagogisch orientierte Fachlehrkräfte; zwei Dozenten wurden Vollzeit fest angestellt.

- Es wurde eine Evaluation der Leistungen der Schule pro Unterrichtsfach / Modul vorgenommen - diese wird grundsätzlich kurz vor dem Ende des Kurses / Praxiseinsatzes an die Schüler verteilt mit der Bitte um Bewertung.
- Die Organisation wurde durch ein Sekretariat verstärkt.
- Die Schule hat im Rahmen einer Qualifizierungsmaßnahme sich i.S. v. Qualitätsentwicklung weitergebildet und nimmt Selbstevaluationsbefragungen vor.
- Die Abläufe wurden dokumentiert und gegenüber Kostenträger (Maßnahmen) ist man auskunftsfähig.
- Die Schule ist seit 2006 mit dem Qualitätsmanagementprozess des DVE befasst und hat nach einer umfangreichen Überprüfung der Abläufe Qualitäts-Standards eingeführt (WFOT- Anerkennung 2006).
- Die staatliche Anerkennung der Schule erfolgte 2006.
- Das aufgesetzte Change Management im Rahmen der zertifizierten Bestätigung durch CERTQUA (ISO 9001, AZAV und ISO 29990) ist durchaus erfolgreich verlaufen.

Fazit: Aus Gründen der Überlebensfähigkeit ist die Qualität[12] der Lehre in der Schule seit 2002/2003 in den Vordergrund gerückt (Im Leitbild verankert).

Die Arbeitshypothese: „Qualität beginnt vorne" kann als ein Ansatz gesehen für eine Hypothese werden unter den Gesichtspunkten eines bio-psycho-sozialen Modells. Insofern ist die Einschätzung von ehemaligen und „gestandenen" Ergotherapeuten eine valide Basis im Sinne einer Reflexion. Diese ehemaligen Teilnehmer konnten im Nachgang und mit der notwendigen zeitlichen Distanz beurteilen, inwieweit das, was und wie sie Ihrer Ausbildung erlebten relevant war und was eben zu ändern gewesen wäre im Sinne einer Qualitätsentwicklung und Verbesserung.

---

[12] „Ein wesentlicher Aspekt jeder Berufsausbildung, der auch im Zentrum aller Bemühungen um Qualitätssicherung stehen muss, ist eine entsprechende Qualifizierung der Lehrkräfte und deren rechtlich verbindliche Verankerung. Bei anerkannten Ausbildungsberufen nach dem BBiG (Arzthelferin, Einzelhandelskauffrau etc.) haben die hauptberuflichen Lehrer bisher ein mindestens achtsemestriges Universitätsstudium und einen sich anschließenden Vorbereitungsdienst (Referendariat) an einer Schule zu absolvieren. Für die Gesundheitsfachberufe (Gesundheits- und Krankenpflege seit 2004 ausgenommen) hat der Gesetzgeber – im Unterschied zu den an Beruflichen Schulen ausgebildeten Berufen nach dem BBiG und gemäß der Schulgesetzen der Bundesländer – keine Lehrerbildung an der Hochschule vorgesehen" (Scheepers et al. 2007, S. 35).

Generierte Hypothese:

„Wenn die angebotene Qualität der Ergotherapeuten-Ausbildung den Erwartungen der Teilnehmer entspricht, dann ist eine Ermöglichung eines erfolgreichen Lehr-Lern-Transfers gegeben".

Belastung: Fehlende Qualität in Unterricht, Inhalten, Organisation und Betreuung sorgen für Unsicherheit und sind letzthin demotivierend. Wenn es dann noch an der nötigen Resilienz fehlt, dann können die Schüler scheitern.

Umfassende mangelnde Qualität macht sich nicht nur in der Ausbildung bemerkbar, sondern führt zu einer zusätzlichen zeitlichen Verzögerung in einer erfolgreichen Beruflichkeit und dies hat wiederum Auswirkung auf die Patienten und letzthin auf das Gesundheitswesen.

6. Zusammenfassung

Für Schüler einer Ergotherapeutenschule (und nicht nur diese) ist fehlende Qualität in Unterricht, Inhalten, Organisation und Betreuung ein Manko und sorgt für Unsicherheit. Wenn es dann noch an der nötigen Resilienz fehlt, dann können die Schüler scheitern. Umfassende mangelnde Qualität macht sich nicht nur in der Ausbildung bemerkbar, sondern führt zu einer zusätzlichen zeitlichen Verzögerung in einer erfolgreichen Beruflichkeit und dies hat wiederum mögliche Auswirkung auf Patienten und letzthin auf das Gesundheitswesen. Ein nicht gelungener Umgang mit Belastungen bedeutet eine Reduktion der eigenen Kapazitäten und eine Beeinträchtigung des Wohlbefindens. Daraus resultiert die Gefahr der Qualitätseinbuße der therapeutischen Arbeit einerseits und der Beeinträchtigung der Gesundheit des Therapeuten andererseits und die des Patienten

Der Patient sucht sich (meistens) seinen Ergotherapeuten in einer Klinik nicht aus. Somit ist die Konsumentensouveränität als Funktionsbedingung des Gesundheits- und Sozialmarktes ist bei der Mehrzahl aller Patienten eingeschränkt - d. h., der Kunde kauft eine Dienstleistung indirekt, deren Umfang und Qualität er nur begrenzt wahrnehmen und akzeptieren kann. Eine Auswahl bzw. eine Substituierung steht m. E. nicht adäquat (Sanktionswirkung) zur Verfügung.

Obwohl Patienten durch neue Konzepte in den Kliniken gestützt werden (sollten), so sind immer wieder Dilemmata vorhanden zum Beispiel im Case Management. Soll der Case Manager nun die häusliche Pflege, die kostengünstiger ist, vorziehen oder soll er beratend als „Advokat" sich dafür einsetzen, dass der Co-Kranke (Betreuer) entlastet wird, sich einsichtig zeigt und zustimmt, den Patienten in eine Pflegestation zu bringen, die erheblich mehr kostet, denn ca. 60 % der Pflegestation tragen die Sozialkassen. Weiterhin bestehen Informationsdefizite, Falschbehandlung, Unterversorgung etc. und finden am Endes des Weges des Patienten und seiner Betroffenen zu der Einsicht, dass dies nicht sein darf! Insofern ist Case Management und Care Management ausgewogen zueinander der richtige Weg.

Es besteht ein sozialwirtschaftlicher Druck, dem das Gesundheitswesen nicht ausweichen darf. Gerade in der Sektor übergreifenden Betreuung ist ein klarer strukturierter Ablauf notwendig. Ohne den Nachweis über den Ablauf, die Arbeitsteilung und den zeitlichen Aspekt ist eine Sektor übergreifenden Betreuung nicht machbar (Case Management). Insofern sind Leitlinien Behandlungspfade ähnlich wie in der Industrie die notwendigen Qualitätssicherungssysteme im Fall eines Krankheits- resp. Gesundungsverlaufs.

Dies setzt die Möglichkeit der Qualitätssicherung, deren Finanzierung und Investitionsrechnung voraus. Insofern ist diese Vorgehensweise ein gängiger Ansatz in der Betriebswirtschaftslehre und ist das erste Mittel der Wahl in Kliniken. Jedoch ist dies nicht allein eine Sache der Klinik, sondern aufgrund der Gesetzgebung auf der Makro-Ebene verortet.

Weiterhin ist die Errichtung von Pflegestützpunkten flächendeckend der richtige Weg. Dies hat der Bund bzgl. Pflegeberatung (Stützpunkte) delegiert auf Länderebene und via der Meso-Ebene (Träger (z. B. GKV, MDK) wirkt dieses „wie es ist" auf das Individuum (Mikro-Ebene) ein. In vielen Fällen kann der Betroffene resp. pflegende Partner nur lernen, sich mit dem System zu arrangieren.

Gerade wenn eine Langzeitpflege vorliegt, dann ist Fakt, dass viele / alle Vermögenswerte der Betroffenen verbraucht werden - auch wenn die Sozialkasse leistet, denn selbst nach dem Tode des Partner muss die Verbleibende die Schulden gegenüber der Sozialkasse leisten / tilgen. Volkswirtschaftlich gesehen führen diese privaten finanziellen Einbußen / Vermögensverbräuche jedoch zu einer kurzfristigen bis mittelfristigen Steigerung des Bruttoinlandproduktes, denn Privatvermögen wird umgesetzt in Güter und Dienstleistung. In vielen Fällen kann einer Krankheit vorgebeugt werden und Kostensenkung beispielsweise können schon durch Prävention herbeigeführt werden durch Integration der Versorgungsleistungen. Allerdings werden bis dato nur 3,6 % der Ausgaben des Gesundheitswesens hierfür getätigt. Eine schon oft gedachte Hypothese ist" Wenn durch stärkere Prävention die Volksgesundheit sich verbessert, dann senken sich die Kosten des Gesundheitswesen proportional". Dies erfordert jedoch ein systemisches Umdenken auf jeglicher Ebene in unserer Gesellschaft - und eine Stärkung der Lobby der Klienten.

Ausblick

Rückblickend: In dieser Arbeit wurde das Gesundheitssystem in Deutschland nicht verteufelt, sondern die Qualität bzw. die Diskrepanz zwischen einerseits den fast höchsten Kosten weltweit für Gesundheit und andrerseits die durchschnittliche Leistungsfähigkeit aufgezeigt.

Die wesentlichen Rahmenbedingungen, ausgehend von der staatlichen Einflussnahme über die Verantwortlichkeit von Organisation bis hin zum Individuum führen zu gravierenden Auswirkungen nicht nur für das Gesundheitswesen (die Zahl der Beitragszahlen nimmt ab) sondern für die gesamte Wohlfahrt unserer Gesellschaft insofern nicht die Erkenntnis und der politische Wille vorhanden ist..

Es muss somit nicht nur die Mikro-Ebene betrachtet werden, sondern an sich muss auf allen drei Ebenen (Staat, Organisationen und Individuum) ein programmatische Handeln in konzertierten langfristigen Aktionen stattfinden - ein vorschnelles Rezept ist nicht adäquat - einige nachstehend einige Überlegungen, die Chancen bieten sind:

1. Makro: Anpassung des Rentenalters auf min. 70 Jahre und Schaffung von Zuschüssen für Firmen mit älteren Arbeitnehmern.

    Ziel: Mehr Beitragszahler.

2. Makro-Mikro: Gesundheitsverhalten steuerlich wahrnehmen / gestalten - nicht nur im Rahmen von Werbungskosten, sondern im schon im Steuersatz.

    Ziel: Auch finanzielle Anreize für das Individuum.

3. Makro-Meso: Integration und Auflösen von Segmentierung von Einrichtungen bis hin zum Zwang zur Kooperation.

    Ziel: Kosteneffizienz.

4. Makro-Meso: Lösung von der Fallpauschalenregelung – die Industriekalkulation verschlechtert immens Qualität am Patient – der Mensch ist kein Produkt mit Garantielaufzeit

    Ziel: Mensch in den Mittelpunkt.

5. Meso: Abkehr von Bonussystemen

    Ziel: Qualität und Wirtschaftlichkeit dürfen sich nicht ausschließen.

6. Meso: Qualitätsentwicklung zur Unternehmensphilosophie erheben, damit die Stärkung der Innovationskraft fordern und fördern.

Ziel: Innovation nicht nur in Medizintechnik

Die konsequente Umsetzung o. g. Aktionen führt zu einer systematischen Beteiligung aller Stakeholder des Gesundheitswesens. Einige „Lichtblicke" tun sich auf in Hinblick auf die Masse Pflegebedürftige – für sie sollen ab dem kommenden Jahr die Leistungen aus der Pflegeversicherung angehoben werden. Das ist eine der am schnellsten spürbaren Auswirkungen der geplanten Pflegereform, die heute im Bundeskabinett beraten wird. Die zu erwartende Billigung des Gesetzentwurfs von Gesundheitsminister Hermann Gröhe (CDU) sieht zwei Reformstufen vor: Zum einen die finanzielle Verbesserungen für die Angehörigen, Betroffenen und Pfleger (ab 2015) und zwei Jahre später sollen dann deutlich mehr Menschen Geld aus der Pflegeversicherung bekommen, vor allem Demenzkranke.

Es bleibt viel zu tun – insofern gilt: Durch eine konsequente Gesundheits- und Sozialreformreform (z. B. weg von den falschen Anreizen, Fallpauschalen, Investitionsstaus etc.) ergeben sich Chancen für unsere Gesellschaft (Staat, Land, Kommune, Beschäftigte und Betroffene). Durch qualitative durchdachte Prozesse in Organisationen (GKV, Kliniken und auch Ausbildungsträger) können Schnittstellen abgebaut und wirtschaftlich, sowie human sinnvolle moderne Leistungen entstehen. Persönliche Gesundheit ist „machbar" – und durch Prävention[13] kann sich die gesundheitliche Lebensqualität der Bürger steigern.

„Qualität beginnt vorne" - dies ist jedoch eine Frage der perspektivischen Ethik im Gesundheitswesen unserer Gesellschaft!

---

[13] Wir sollten von anderen Ländern lernen, die im WHO-Ranking besser positioniert sind.

Literaturverzeichnis

AWMF (2013): Leitlinien. URL: http://www.awmf.org/leitlinien/awmf-regelwerk. Stand[16.04.2014].

Ärzteblatt (2012): Mengendynamik in den Krankenhäusern: Auch eine gesellschaftliche Frage. URL: http://www.aerzteblatt.de/archiv/133797/Mengendynamik-in-den-Krankenhaeusern-Auch-eine-gesellschaftliche-Frage. Stand[16.05.2014].

ÄZQ (2013): Behandlungspfade. URL: http://www.leitlinien.de/leitlinien-anwendung/behandlungspfade. Stand[16.04.2014].

BMG (2012): Informationen zur Integrierten Versorgung. URL: http://www.bmg.bund.de/fileadmin/dateien/Downloads/I/Integrierte_Versorgung/Infor mationen_zur_Integrierten_Versorgung.pdf . Stand[16.04.2014].

BMG (2012a): Gesetzliche Initiativen des BMG zu den Pflege-Transparenzvereinbarungen. URL: http://www.bmg.bund.de/glossarbegriffe/g/gesetzliche-initiativen-des-bmg-zu-den-pflege-transparenzvereinbarungen.html. Stand [16.04.2014].

BMG (2012b): Bundestag beschließt das Pflege-Neuausrichtungs-Gesetz. URL: http://bmg.bund.de/ministerium/presse/pressemitteilungen/2012-02/bundestag-hat-png-beschlossen.html. Stand [16.04.2014].

BPB (2014): Das Gesundheitswesen in Deutschland - Ein Überblick. URL: http://www.bpb.de/politik/innenpolitik/gesundheitspolitik/72547/einfuehrung-gesundheitswesen-ueberblick. Stand [16.04.2014].

Bundesrat (2007): Gesetzesbeschluss 75/07. URL: http://www.bundesrat.de/cln_051/SharedDocs/Drucksachen/2007/0001-0100/75-07,templateId=raw,property=publicationFile.pdf/75-07.pdf. Stand[16.04.2014].

BW (2012): Versorgungsforschung Baden Württemberg. URL: http://www.versorgungsforschung-bw.de/. Stand[16.04.2014].

DESTATIS (2012a): Bevölkerungsentwicklung. URL: https://www.destatis.de/DE/ZahlenFakten/GesellschaftStaat/Bevoelkerung/Bevoelker ung.html;jsessionid=5FD9133D9C2EBFDAD73060C13FABB0FF.cae2. Stand[15.05.2014].

DGRh (2012): Integrierte Versorgung. URL: http://dgrh.de/versorgungsmodelle.html. Stand[16.04.2014].

DIMDI (2014): ICF. URL: http://www.dimdi.de/static/de/klassi/icf/. Stand[16.04.2014].

DVE (2014): Ergotherapie: URL: http://www.dve.info/ergotherapie/infos-fuer-patienten.html.Stand [16.04.2014].

Ewers, M. (2011): Sektorübergreifendes Fall- und Versorgungsmanagement. Studienbrief Nr.0520 des Master-Fernstudienganges Management von Gesundheits- und Sozialeinrichtungen der TU Kaiserslautern. 3., aktualisierte und überarbeitete Auflage. Unveröffentlichte Ausgabe Kaiserslautern.

Girsch et al. (2012): Monitoring Integrierte Versorgung. Besondere Versorgungsformen: (kein) Wachstum in Sicht? URL: http://www.monitoring-iv.de/ . Stand[16.04.2014].

Greß, S., Maas, S., Wasem, J. (2006): Effektivitäts-, Effizienz- und Qualitätsreserven im deutschen Gesundheitssystem. ULR: http://www.bundesrat.de/cln_051/SharedDocs/Drucksachen/2007/0001-0100/75-07,templateId=raw,property=publicationFile.pdf/75-07.pdf. Stand [16.04.2014].

GWB (2012): Gesundheitsberichterstattung des Bundes. Gesundheitsausgaben in Deutschland in Mio. €. Gliederungsmerkmale: Jahre, Art der Einrichtung, Art der Leistung, Ausgabenträger. URL: www.gbe-bund.de. Stand[15.05.2014].

Juris (2014): Ausbildung- und Prüfungsverordnung für Ergotherapeutinnen und Ergotherapeuten (Ergotherapeuten-Ausbildung- und Prüfungsverordnung - ErgThAPrV). URL: http://www.gesetze-im-internet.de/bundesrecht/ergthaprv/gesamt.pdf. Stand[16.04.2014].

Marek, J. (2012): „Der Weg des Lernens" für Betroffene im Umfeld der Diagnose Demenz Typ Alzheimer. München

Med-Akad (2014): Bildungsangebot. Ergotherapie. URL: http://www.med-akademie.de/ausbildungen/ergotherapeut.html. Stand[16.04.2014].

PHF (2014): Die qualitative Inhaltsanalyse. URL: https://www.ph-/freiburg.de/quasus/einstiegstexte/datenauswertung/qual-inhaltsanalyse.html. Stand[16.04.2014].

Ramsenthaler, C. (2013): Was ist „Qualitative Inhaltsanalyse?". In: Der Patient am Lebensende. Schnell, M., Universitätsklinikum Düsseldorf, D.D.U.D., Kolbe, H., Dunger, C. (Hrsg.). Springer VS.

Ruprecht, T./ Josat, S. (2013): Nutzerorientierung in Gesundheits- und Sozialeinrichtungen. 4. Auflage. Studienbrief Nr. MGS 1020 des Master-Fernstudienganges Management von Gesundheits- und Sozialeinrichtungen der TU Kaiserslautern. Unveröffentlichtes Manuskript.

Scheepers, C. / Steding-Albrecht, U. /,Jehn, P. (2007): Ergotherapie. Vom Behandeln zu Handeln. Stuttgart..

Schubert, H-J., Pabst, S., Lier, S. (2011). Aktuelle Entwicklungen im Gesundheits- und Sozialwesen. 2. Auflage. Studienbrief Nr. MGS 0110 des Master-Fernstudienganges Management von Gesundheits- und Sozialeinrichtungen der TU Kaiserslautern. Unveröffentlichtes Manuskript.

SGB XI (2012): § 92c SGB XI Pflegestützpunkte. URL: http://www.sozialgesetzbuch-sgb.de/sgbxi/92c.html. Stand[16.04.2014].

SGB V (2013): Sozialgesetzbuch (SGB) Fünftes Buch (V) - Gesetzliche Krankenversicherung. URL: www.jurus.de. Stand[16.04.2014].

Springer Medizin (2010): Pflegestützpunkte. : URL: http://www.aerztezeitung.de/politik_gesellschaft/pflege/article/611311/pflegestuetzpunkte-foederale-kirchturmpolitik-praegt-bild.html. Stand[16.04.2014].

Steinmetz, W. (2012): Qualitätsmanagement in Sozialeinrichtungen. Studienbrief Nr. MGS 0920b des Master-Fernstudienganges Management von Gesundheits- und Sozialeinrichtungen der TU Kaiserslautern. Unveröffentlichtes Manuskript.

Stuttgarter Nachrichten (2014): Die Kliniken brauchen eine Notoperation URL: http://www.Stuttgarter-zeitung.de/inhalt.krankenhausreform-die-kliniken-brauchen-eine-notoperation.889453cd-8d88-4468-8498-d2549b444e86.html. Stand [16.04.2014].

Tophoven, C., Bohm, S., Knöppler, K.(2011): Sektorübergreifenden Betreuungs- und Versorgungskonzepte. Studienbrief Nr.0510 des Master-Fernstudienganges Management von Gesundheits- und Sozialeinrichtungen der TU Kaiserslautern.

Universitätsklinikum Düsseldorf (2104): Meister der Schnittstellen. URL;: http://www.uniklinik-duesseldorf.de/de/presse/detailansicht/article/meister-der-/schnittstellen/?tx_ttnews%5BbackPid%5D=6004&cHash=e2e95ad871fede5b4852e319663a5657. Stand[16.04.2014].

Waltersbacher A. (2012): Heilmittelreport. Wissenschaftliches Institut der AOK. URL: http://www.wido.de/fileadmin/wido/downloads/pdf_heil_hilfsmittel/wido_hei_hmbericht2011_1211.pdf. Stand[16.04.2014].

WHO (2012): Statistic's. Seite 142. URL: http://www.who.int/gho/publications/world_health_statistics/EN_WHS2012_Full.pdf. Stand[16.04.2014].

Wille, E. et al. (2009): Koordination und Integration - Gesundheitsversorgung in einer Gesellschaft des längeren Lebens. Sondergutachten. SACHVERSTÄNDIGENRAT zur Begutachtung der Entwicklung im Gesundheitswesen. URL: http://www.bmg.bund.de/fileadmin/redaktion/pdf_misc/Kurzfassung_2009.pdf. Stand[16.04.2014].

Anlage 1 Zusammenfassungen im Detail

Tabelle 2: Zusammenfassungen auf Detailebene

Codierzeichen	Paraphrase	Generalisierung	Zusammenfassung
1.1	Belastung der Praxisseminare hoch gewesen	Unterrichtsveranstaltungen belastend gewesen, dadurch ...	Vollzeit Ausbildung anstrengend Doppelbelastung gewesen. Privatleben durch Unterrichtsveranstaltungen belastet. Modulinhalte mehrheitlich informativ und interessant gewesen.
1.2	Für mich, auch für mein soziales Umfeld	... Privatleben belastet gewesen	
1.3	Doppelbelastung von Ausbildung und Privatleben (Familie) anstrengend gewesen	Ausbildung anstrengende Doppelbelastung gewesen	
1.4a)	Würde das Ausbildung noch einmal machen...	~~Mit Ausbildung zufrieden auch wenn~~	
1.4b)	... aber nicht parallel zu Ausbildung.	~~Ausbildung anstrengende Doppelbelastung gewesen~~	
1.5	Einige Seminare zu uninteressant, sehr viele Seminare informativ und interessant gewesen	Seminare mehrheitlich informativ und interessant gewesen	
2.1	Mit gemischten Gefühlen zur ersten Seminarwoche gegangen - aufgrund parallelen Beruflichkeit nicht wusste, ob den standhalten würde	Angst am Ausbildungsanfang hinsichtlich der parallelen Beruflichkeit gehabt	Am Anfang der Ausbildung Angst gehabt. Unterrichtsveranstaltungen anstrengend gewesen. Beiträge der Ausbildung: a) BA-Studium möglich, b) Ergänzung des berufsrelevanten Wissens.
2.2	...heute froh, es durchgezogen zu haben	~~Froh, Ausbildung zu bewältigen~~	
2.3a)	Für Zukunft bedeutet Aussicht auf BA-Studium	BA-Studium möglich	
2.3b)	Ergänzung an Wissen für den Berufsalltag	Ergänzung des berufsrelevanten Wissens	
2.4a)	Praxiseinsatz anstrengend mit hohem Aufwand verbunden...	Unterrichtsveranstaltungen anstrengend gewesen	
2.4b)	... Gefühl es geschafft zu haben, überwiegt alles	~~Froh und Stolz, Ausbildung zu bewältigen~~	
3.1	Aufwendige Ausbildung, Vollzeit während Ausbildung & Arbeit nebenbei gefordert wurden.	Ausbildung zeitaufwendig und anstrengend gewesen	Ausbildung a) zeitaufwendig und anstrengend gewesen, b) hat Privatleben beeinflusst, c) motivierend gewesen. Wissenszuwachs.
3.2	Bedarf guter Organisation, Ausgleich, Verständnis von Familie & Freunde.	Privatleben beeinflusst	
3.3a)	Ausbildung Bereicherung an Wissen	Wissenszuwachs	
3.3b)	Ausbildung motivierend, gut zu bewältigen	Ausbildung motivierend, gut zu bewältigen	
4.1	3 Jahre anstrengend gewesen	Ausbildung anstrengend gewesen	Ausbildung anstrengend, Unterrichtsveranstaltungen durchhaltevermögenbedürftig, Privatleben einge-
4.2	Praxiseinsatz (Lernen) haben viel Durchhaltevermögen gefordert, vor allem in der darauf folgenden Wochen	Unterrichtsveranstaltungen haben viel Durchhaltevermögen verlangt	

4.3	Privat musste zurückgesteckt werden	Privatleben eingeschränkt gewesen	schränkt gewesen.
4.4	Ausbildung sollte sich in nächsten Jahren lohnen, in Bezug auf Leitungsfunktion oder Gehalt, im Idealfall beiden	Gehaltserhöhung und/oder Berufsaufstieg infolge der Ausbildungsabschlusses erwartet	Gehaltserhöhung und/oder Berufsaufstiegs infolge der Ausbildungsabschlusses erwartet.
5.1	Seminarinhalte meist interessant gewesen, auf den Berufsalltag transferierbar	Module interessant gewesen, beruflich umsetzbar	Module interessant gewesen und beruflich umsetzbar. Anfängliche Ausbildungsorganisation chaotisch und unstrukturiert gewesen, hat sich aber positiv entwickelt und strukturiert geworden. Beitrag der Ausbildung: neue Kompetenzen erworben, wodurch sich neue Perspektiven geöffnet haben.
5.2	Dozenten kompetent gewesen	Dozenten kompetent gewesen	
5.3	Leistungsnachweise gut bewältigbar gewesen	~~Leistungsnachweise gut bewältigbar gewesen~~	
5.4	Organisation der Schule hat sich positiv entwickelt	Positive Entwicklung der Schuleorganisation	
5.5, 5.6	Zu Beginn chaotisch gewesen	Schuleorganisation am Angang chaotisch gewesen und	
5.7	Ständig wechselten Zuständigkeiten, keine war für irgendetwas verantwortlich	Unstrukturiert gewesen	
5.8	Heute kommt Schule strukturierter vor	Schule ist strukturierter geworden	
5.9	Habe mich weiterentwickelt, neues Wissen erworben	Weiterentwicklung, Wissenszuwachs	
5.10, 5.11	...traue ich mich zu unterrichten, vor dem Ausbildung wäre undenkbar gewesen	Neue Kompetenzen erworben	
5.12	Perspektive ist nun tatsächlich Unterrichten geworden	Durch Ausbildung neue Perspektiven	
6.1, 6.2	Vor dem Ausbildung Wissenszuwachs erhofft, dieses Kriterium wurde erfüllt	Wissenszuwachs erlangt	Anfängliche Ausbildungsorganisation mangelhaft gewesen. Modulinhalte interessant und Unterrichtsveranstaltungen annehmbar gewesen. Ausbildung hat Spaß gemacht. Wissenszuwachs.
6.4a)	Zu Beginn der Ausbildung die Organisation nicht perfekt gewesen...	Anfängliche Organisation mangelhaft gewesen	
6.4b)	Interessante Inhalte wurden vermittelt	Module interessant gewesen	
6.5	Leistungsnachweise konnten gut ausgearbeitet werden	~~Leistungsnachweise konnten gut ausgearbeitet werden~~	
6.6	Seminargestaltung der Dozenten meist annehmbar gewesen...	Unterrichtsveranstaltungen annehmbar gewesen	
6.7a)	Hat gern gelernt	Ausbildung hat Spaß gemacht	
6.7b)	Auch an tollen Mitschüler liegt	~~Gute Gruppe gehabt~~	
7.1	Ausbildung würde aufgrund seiner Konzeption mit breitem Spektrum an Themen wieder wählen	Ausbildung themenbreit konzipiert	Ausbildung Negative: 1) finanzielle und private Belastung 2) oft enttäuschende Modulumsetzung 3) Bedanken über Arbeitsperspektiven. Ausbildung Positive: themenbreit konzipiert. Beitrag der Ausbildung: Horizonterweiterung, Gewinn an Wissenschaftlichkeit.
7.2	Oft enttäuscht von der Umsetzung der Module gewesen	Modulumsetzung oft enttäuschend gewesen	
7.3	Zeitweise Bedenken, ob mit diesem Abschluss Bewerbung um eine Stelle für mich möglich ist	Bedanken über Arbeitsperspektive	
7.4	Betrachtungsweisen und Herangehensweisen an neue Thematiken gereift sind, Gewinn an Wissenschaftlichkeit	Horizonterweiterung, Gewinn an Wissenschaftlichkeit	
7.5	Drei Jahre schnell vorüber gegangen	~~Ausbildung schnell vorüber~~	
7.6a)	Ausbildung häufig finanzielle und private Belastung gewesen...	Ausbildung finanzielle und private Belastung gewesen	

7.6b)	...froh, diesen Schritt gegangen zu sein	~~Froh gelernt zu haben~~	
8.1	Anfängliche Organisation verbesserungsbedürftig gewesen	Anfängliche Organisation verbesserungsbedürftig gewesen	Verbesserung der anfänglichen mangelhaften Ausbildungsorganisation hat motivierend auf die Schüler gewirkt. Durch Optimalisierung der Dozentenauswahl hinsichtlich Modulinhalte hat Seminarqualität zugenommen. Ausbildung zeitaufwendig gewesen - weniger Zeit auf Privatleben. Referat&Präsentation präferierte Form der Nachbereitungsaufgaben.
8.2	Während der Ausbildung hat sich verbessert	Organisation später besser geworden	
8.3	Einflüsse auf die psychische Einstellung der Schüler gehabt	Verbesserung hat auf die Studierenden motivierend gewirkt	
8.4	Auswahl der Dozenten für einige Modulinhalte nicht optimal gewesen	Dozentenauswahl für einige Modulinhalte nicht optimal gewesen	
8.5	Im Laufe der Ausbildung besser geworden	Dozentenauswahl ist besser geworden	
8.6	Durch die Änderung der Dozentenauswahl nahm die Qualität der Modulinhalte zu	..wodurch die Qualität der Modulinhalte zugenommen hat	
8.7	Dies hat der Erwartungshaltung an ein Ausbildung entsprechen	~~...und der Erwartungen vom Ausbildung entsprechen hat~~	
8.8	Vollzeit Ausbildung - Zeit für Familie und Freizeit auf ein Minimum reduziert	Vollzeit Ausbildung zeitaufwendig gewesen -weniger Zeit aufs Privatleben	
*	*	*	
8.9	Nachbereitungsaufgaben in der Form von Referat&Präsentation als angenehm empfunden	Referat&Präsentation als Nachbereitungsaufgaben als angenehm empfunden	
9.1a)	Organisation zu Ausbildungsbeginn mangelhaft,	Am Anfang Organisation mangelhaft gewesen	Anfängliche mangelhafte Ausbildungsorganisation ist gegen Ausbildungsende gut geworden. Lehrkräfte entweder sehr gut oder fachlich mangelhaft gewesen. Hälfte aller Module als inhaltlich gut bezeichnet. Workload anspruchsvoll aber machbar. Private Belastung hoch gewesen.
9.1b)	Organisation gegen Ende gut gewesen	Gegen Ausbildungsende gut geworden	
9.2	Dozente z. T. sehr gut, z. T. fachlich mangelhaft gewesen	Dozenten entweder sehr gut oder fachlich mangelhaft	
9.3	15 Module gute Inhalte gehabt	15 Module inhaltlich gut gewesen	
9.4	Workload anspruchsvoll aber machbar gewesen	Workload anspruchsvoll aber machbar	
9.5	Zeitlicher Aufwand wochentägliche zu lang gewesen	Unterrichtsveranstaltungen zu lang gewesen	
9.6	Private Belastung hoch gewesen	Hohe private Belastung	
10.1	Ausbildung im Zeitraum von 3 Jahren gut zu bewältigen gewesen	~~Ausbildung zeitlich gut festgelegt gewesen~~	Modulinhalte nicht fachübergreifend gewesen - nicht nur Vermittlung des Teilbereiches, sondern auch den Überblick des Faches gewünscht. Examen als überfordernd empfunden. Therapie mit Pferd als zusätzliche Perspektive gesehen. Unterrichtsveranstaltungen haben das Privatleben eingeschränkt Ausbildungsanfang stressig gewesen, weil das Ausbildung aufgrund fehlender akademischen Vorerfah-
10.2	An den Seminar Praxiseinsatz musste ich mit privat einschränken	Unterrichtsveranstaltungen haben Privatleben eingeschränkt	
10.3	Inhaltlich in einigen Fächern gewünscht, dass nicht nur Teilbereich des Faches, sondern den Überblick vermittelt wird	Nicht nur Vermittlung des Teilbereiches, sondern auch den Überblick des Faches gewünscht	
10.4	Therapie mit Pferd finde ich super - verschafft zusätzliche Perspektive	Therapie mit Pferd als zusätzliche Perspektive gesehen	
10.5	Schreiben von nachzuholenden Praxisberichten und zeitgleich das Examen nicht zu schaffen gewesen	~~Schreiben von Praxisberichten~~ parallel zu Examen als überfordernd empfunden	
11.1	Ausbildungsanfang ab und zu stressig gewesen	Ausbildungsanfang stressig gewesen wegen	
11.2a)	Meistens Hausarbeiten als Aufgabe geschrieben	Leistungsnachweise gegen Hausarbeiten ausgestellt	

X

11.2b)	Zeitaufwendiger wenn man unerfahren beim Schreiben eher wissenschaftlicher Arbeit ist.	Ohne vorherige Erfahrungen Hausarbeiten zeitaufwendig gewesen	rungen zeitaufwendig war. Unterrichtsveranstaltungen angenehm gewesen und als Horizonterweiterung gesehen. Beitrag der Ausbildung: neue Fähigkeiten. Sozialamt stressig und nicht genug transparent gewesen.
11.3a)	Während des Ausbildung konnte sich neue Fähigkeit aneignen	Neue Fähigkeiten angeeignet	
11.3b)	Worauf ich stolz bin	~~Stolz auf neue Fähigkeiten~~	
11.4a)	Das Hin-und-Her mit dem Sozialamt war stressig gewesen	Sozialamt stressig gewesen	
11.4b)	Als klar war, dass nicht finanziert wird, verfolgte Ärger	~~Sozialamt (Maßnahmen Kostenübernahme) ärgerlich gewesen~~	
11.4c)	Jedes Praxisseminar als Horizonterweiterung gesehen	Unterrichtsveranstaltungen als Horizonterweiterung gesehen	
11.5	Mehr Transparenz wünschenswert gewesen	Sozialamt (Maßnahmen Kostenübernahme) nicht genug transparent gewesen	
11.6a)	Ausbildung gut zu bewältigen gewesen	~~Ausbildung gut zu bewältigen gewesen~~	
11.6b)	Praxiseinsatz durch tolle Semestergruppe angenehm gewesen	Unterrichtsveranstaltungen angenehm gewesen	
12.1a)	Zeitbewältigung - sehr gut	~~Gutes Zeitmanagement gehabt~~	Vollzeit Ausbildung hat zeitliche Flexibilität und Anpassungsfähigkeit verlangt, Privatleben eingeschränkt gewesen. Beitrag der Ausbildung a) berufsrelevanter Wissenszuwachs; b) BA-Studium möglich; c) höhere berufliche Einstufung erreicht. Therapie mit Pferd sehr wichtig.
12.1b)	Familie ist zu kurz gekommen	Privatleben eingeschränkt gewesen	
12.1c)	Vollzeit ich musste Samstage tauschen / Urlaubstage nehmen und im Urlaub Hausarbeiten schreiben	Vollzeit Ausbildung - zeitliche Flexibilität und Anpassungsfähigkeit verlangt	
12.2	Unterricht wichtig für berufliche Tätigkeit	Berufsrelevanter Wissenszuwachs	
12.3	Therapie mit Pferd sehr wichtig	Therapie mit Pferd sehr wichtig	
12.4	Interessante Inhalte	~~Interessante Inhalte~~	
12.5	Bachelor hinsichtlich Perspektive	BA-Studium möglich	
12.6	Andere berufliche Einstufung	Andere berufliche Einstufung erreicht	
12.7	Hausarbeiten flexibel, d. h. gut gewesen	~~Hausarbeiten flexibel gewesen~~	
12.8	Angenehme Atmosphäre	~~Angenehme Atmosphäre~~	
13.1	Hausarbeiten und Klausuren herausfordernd aber machbar gewesen	Hausarbeiten / Klausuren herausfordernd aber machbar gewesen	Vollzeit Ausbildung anstrengend gewesen und als schleppend empfunden. Module wissenschaftliches Arbeiten inhaltlich gut gewesen. Hausarbeiten herausfordernd und Therapie mit Pferd gut gewesen.
13.2	Durch Ausbildung und Praxiseinsatz in Klinik entstehende 12-Tage-Woche anstrengend gewesen	Vollzeit Ausbildung + Klinik Praxis anstrengend gewesen	
13.3a)	Nach ca. 2 Jahren fand ich, dass sich das Ganze in die Länge zieht	Ausbildung als schleppend empfunden	
13.3b)	Aussicht auf das baldige Ende gehabt	~~Aufs Ausbildungsende gefreut~~	
13.4	Thema „Therapie mit Pferd" inhaltlich positiv gewesen	Modul „Therapie mit Pferd" guter Inhalt gehabt	
13.5a)	Therapie mit Pferd gut gewesen	Therapie mit Pferd gut gewesen	
13.5b)	Hinführung wissenschaftliches Arbeiten gut gewesen	Modul wissenschaftliches Arbeiten" gut gewesen	
14.1	Am Anfang mit großen Ängsten zu den Praxisseminaren / Vorlesungen gegangen	Am Ausbildungsanfang Angst gehabt ...	Am Ausbildungsanfang Angst gehabt, den Anforderungen nicht

14.2	Befürchtung, dass ich den Anforderungen nicht gerecht werden würde	... Angst, den Anforderungen nicht gewachsen zu sein	gewachsen zu sein. Beitrag der Ausbildung: a) kritisches Urteils-vermögen entwickelt; b) Wissenszuwachs in verschiedenen Fachbe-reichen, c) Gewinn an Wissenschaftlichkeit, d) Selbstbewusstseinstei-gerung.
14.3	Ängste und unwohles Gefühl haben sich nach und nach verloren	~~Ängste sind allmählich verschwunden~~	
14.4a)	Präsentation mit der Zeit nicht mehr schwer gefallen	Selbstbewusstseinsteigerung	
14.4b)	Teilweise Freude an Vorträgen gehabt	~~Spaß an Vorträgen gehabt~~	
14.5	Recht stolz, die 3 Jahre bewältigt zu haben	~~Stolz, das Ausbildung zu bewältigen~~	
14.6a)	Am Anfang mit Hausarbeiten gefordert gewesen	~~Am Anfang mit Hausarbeiten gefordert gewesen~~	
14.6b)	Heute „entspannter" Umgang mit Ge-sundheitsproblemen	Gewinn an Wissen Gesundheitsprob-lemen	
14.7a)	Durch das Ausbildung kritischer gewor-den	Entwicklung des kritischen Urteilsver-mögens	
14.7b)	Hinterfrage viele Themen, diese ich früher so hingenommen hätte	~~Während der Ausbildung kritisches Urteilsvermögen entwickelt~~	
14.8a)	Durch den interdisziplinären Praxisein-satz Einblick in andere Fachbereiche erlangt	Interdisziplinäres Ausbildung, Wissens-zuwachs in unterschiedlichen Fachbe-reichen	
14.8b)	Ausbildung hat andere Sichtweise aufge-zeigt	~~andere Sichtweise gezeigt~~	
14.9	Froh, die Entscheidung fürs Ausbildung getroffen zu haben	~~Froh, sich fürs Ausbildung zu entschei-den~~	
15.1a)	Organisation zu Beginn der Ausbildung durcheinander gewesen	Anfängliche Ausbildungsorganisation chaotisch gewesen	Anfängliche chaotische Ausbildungsorganisati-on besser geworden. Wissenszuwachs in unterschiedlichen Fachbereichen erlangt.
15.1b)	Im Laufe der Zeit hat sich gefangen	Ausbildungsorganisation hat sich ver-bessert	
15.2a)	Freiheit genommen, Freizeit zu gönnen	~~Freizeit gehabt~~	
15.2b)	Privatleben hat nicht gelitten	~~Privatleben nicht beeinflusst gewesen~~	
15.3	Arbeitsaufwand zu Beginn mehr gewe-sen, hat sich dann gefangen	~~Anfänglicher Arbeitsaufwand hoch gewesen~~	
15.4	Einblicke in verschiedene Bereiche - Clinical Reasoning	Wissenszuwachs in unterschiedlichen Fachbereichen	
16.1	Breites Spektrum an Bildung im Bereich der Gesundheitswissenschaften	Ausbildung themenbreit konzipiert	Ausbildung themen-breit konzipiert. Unter-richtsveranstaltungen meistens spannend und abwechslungsreich gewesen. Lehrkräfte fachlich und pädago-gisch kompetent gewe-sen. Beitrag der Aus-bildung: a) Fähigkeiten Entwicklung, b) Selbst-bewusstseinsteigerung, c) Wissen in Alltag umsetzbar.
16.2	Anwendung des Wissens in Alltag inte-griert	alltagsrelevantes Wissenszuwachs	
16.3	Gute Zusammenarbeit zwischen Dozen-ten und Schüler	~~Gute Zusammenarbeit zwischen Lehr-kräften und Schüler~~	
16.4	Besondere und angenehme Gruppendy-namik im Kurs	~~Gute Beziehungen und Zusammenar-beit in der Semestergruppe~~	
16.5	Verbesserung der Schreibtechniken in den Hausarbeiten	Fähigkeiten Entwicklung	
16.6	Steigerung des Selbstbewusstseins bei Präsentationen	Selbstbewusstseinsteigerung	
16.7	Dozenten fachlich und sozial kompetent gewesen	Lehrkräfte fachlich und pädagogisch kompetent gewesen	
16.8	Großenteils spannende und abwechs-lungsreiche Unterrichtsgestaltung	Unterrichtsveranstaltungen meistens spannend und abwechslungsreich	

		gewesen	
17.1	Gelernt, den Beruf ganzheitlicher, als Teil des Gesundheitswesens zu begreifen	Ganzheitlicheres Verständnis des Gesundheitswesens erlangt	Beitrag der Ausbildung: a) Ganzheitlicheres Verständnis des Gesundheitswesens; b) Entwicklung des selbstständigen Denkens und kritischen Urteilsvermögen; c) Effektiveres Zeitmanagement.
17.2	Gelernt, sich mit neuen Themen selbständig und kritisch auseinander zu setzen	Entwicklung des selbstständigen Denken und kritischen Urteilsvermögen	
17.3	Musste ich lernen, vieles organisieren um mir die Zeit für das Ausbildung nehmen zu können	Effektiveres Zeitmanagement entwickelt	
18.3	Als "nebenberufliche" Ausbildung begonnen	Nebenberufliche Ausbildung	Während der Ausbildung Examenszeit anstrengend gewesen. Beitrag der Ausbildung: a) Wissenszuwachs in unterschiedlichen Fachbereichen; b) Gewinn an Wissenschaftlichkeit.
18.4a)	Examenszeit und erstes Halbjahr nach dem Examen anstrengend gewesen	Examenszeit anstrengend gewesen	
18.4b)	Durch gutes Zeitmanagement und Interessen an der Themen machbar gewesen	~~Gutes Zeitmanagement und Interesse am Ausbildung gehabt~~	
18.5	Viel in den Bereichen (Kunsttherapie, Psychiatrie) erlangt	Wissenszuwachs in unterschiedlichen Fachbereichen	
*	*	*	
18.6	Konnte mir wissenschaftliche Sichtweise aneignen	Gewinn an Wissenschaftlichkeit	
19.1	Ausbildungsbetreuung manchmal chaotisch, insgesamt gut gewesen	Ausbildungsbetreuung gut gewesen	Ausbildungsorganisation mangelhaft und dadurch ärgerlich gewesen. Ausbildungsbetreuung gut gewesen. Lehrkräfte hilfsbereit, zuvorkommend, fair, fachlich und sozial kompetent gewesen.
19.2	Lehrkräfte hilfsbereit, zuvorkommend, hatten offenes Ohr, fair, man konnte vieles von ihnen lernen	Lehrkräfte hilfsbereit, zuvorkommend, fair, fachlich und sozial kompetent gewesen	
19.3	Erhalt der Klausuren spannend gewesen, man wusste nie, ob er bestanden hat oder nicht	~~Leistungsbeurteilung mit Unsicherheit erwartet~~	
19.5	Schule zum Teil nicht durchorganisiert	Ausbildungsorganisation mangelhaft gewesen...	
19.6	... was uns oft geärgert hat.	... dadurch ärgerlich gewesen	
19.7	Willenskraft es zu Ende zu bringen	~~Aufs Ausbildungsende gefreut~~	
20.1a)	Dozenten freundlich und kompetent gewesen, haben super Praxiseinsatz gehalten	Lehrkräfte entweder freundlich und kompetent gewesen, was hat Spaß gemacht ...	Anfängliche schlechte Ausbildungsorganisation (nicht funktionierender Informationsfluss) später besser geworden. Ausbildungsbetreuung in Ordnung gewesen. Lehrkräfte: a) entweder freundlich und kompetent b) oder schlecht vorbereitet und unmotiviert gewesen, was auf die Studierenden demotivierend wirkte. Unterrichtsveranstaltungen aufgrund Schülerzahl und Modulinhal-
20.1b)	...schlecht vorbereiteten Dozenten, die deutlich gemacht haben, gar nicht hier sein zu wollen	oder Lehrkräfte schlecht vorbereitet und unmotiviert gewesen ...	
20.1c)	... was demotivierend ist	was demotivierend war	
20.2	Praxisseminare von der Schülerzahl und dem dargebotenen Stoff anstrengend, aber machbar gewesen	Unterrichtsveranstaltungen aufgrund Schülerzahl und Modulinhalte anstrengend aber machbar gewesen	
20.3a)	Die direkt im Unterricht erbrachte Aufgabe präferiert gewesen	Die in der Unterrichtsveranstaltung erbrachte Aufgabe präferiert gewesen...	
20.3b)	... hat zur intensiven Beschäftigung mit Themen geführt	... weil es besseres Verständnis des Modulinhalts vermittelt hat	
20.4	Organisation der Schule am Anfang furchtbar gewesen	Anfängliche Ausbildungsorganisation schlecht gewesen	

20.5	Termine wurden nicht bekannt gegeben, Dozenten von Praxisseminaren von XX wussten nie, dass wir dabei sind	denn Informationsfluss hat nicht gut funktioniert	te anstrengend aber machbar gewesen. Die in der Unterrichtsver-
20.6	Ist besser geworden	Ausbildungsorganisation später besser geworden	anstaltung erbrachte Aufgabe präferiert, weil es besseres Verständnis des Modulinhalts ver-
20.7	Ausbildungsbetreuung in Ordnung gewesen	Ausbildungsbetreuung in Ordnung gewesen	mittelt hat.
21.1	Ausbildungsanfang chaotisch gewesen	Ausbildungsanfang chaotisch gewesen	Ausbildung anstren-
21.4	Praxisseminare Parallel zur Ausbildung sehr anstrengend	Ausbildung anstrengend gewesen	gend und am Anfang chaotisch gewesen. Akademische Lehrkräf-
21.5	Thema „Statistiken" hat gefehlt	Mehr Reflexion erwünscht	te (Dozenten) vor den
21.6	Eventuell mehr Praxis	Mehr Praxis erwünscht	unterrichtenden Fach-
21.7, 21.8	Ausgebildete „Dozenten" bevorzugt, da Ärzte Fensterblick haben und andere Therapeuten ihre Erfahrungen nicht äußern dürfen, persönliche „Angriffe"	Akademische Lehrkräfte (Dozenten) vor den unterrichtenden Fachspezialis- ten (Ärzte) aus den fachlichen ("Krieg der Spezialisten") und pädagogischen Gründen bevorzugt	spezialisten (Ärzte) aus den fachlichen ("Krieg der Spezialisten") und pädagogischen Grün- den bevorzugt. Hausar- beiten ohne Vorerfah-
21.9	Mehr Korrekturen der Hausarbeiten erwünscht	Genauere Beschreibung und Begrün- dung der durchgeführten Korrekturen und mehr inhaltlichen und formalen Empfehlungen bei Hausarbeiten er- wünscht	rungen anspruchsvoll gewesen. Mehr Refle- xion, Praxis und bei Hausarbeiten genauere Beschreibung und
21.11	Ohne Vorerfahrungen Arbeiten an- spruchsvoll gewesen (teils)	Hausarbeiten ohne Vorerfahrungen anspruchsvoll gewesen	Begründung der durch- geführten Korrekturen und mehr inhaltlicher
21.12, 21.14	Betreuung - super	Mit Betreuung zufrieden gewesen	und formaler Empfeh- lungen erwünscht. Mit Betreuung zufrieden gewesen.
22.1	Anfängliche Ausbildungsorganisation chaotisch gewesen	Anfängliche Ausbildungsorganisation chaotisch gewesen	Anfängliche Ausbil- dungsorganisation in
22.3	Themen nur wenig praktischen Einsatz gehabt	Modulinhalte ungenügend praktisch umsetzbar	Praxiseinrichtungen chaotisch, Ausbil- dungsbetreuung
22.4	Praxisseminaren oft kaum Verbindung zu Ergotherapie gehabt	~~Modulinhalte kaum Verbindung zu Ergotherapie gehabt~~	grenzwertig, Unter- richtsveranstaltungen unstrukturiert, Modul-
22.5	Praxisseminaren keinen „roten Faden" gehabt	Unterrichtsveranstaltungen unstruktu- riert gewesen	inhalte ungenügend praktisch umsetz-
22.6	Lehrkräfte: von Amateuren (Didaktik, Rhetorik) bis zum „Profis" und Experten	Große Unterschiede in pädagogischen Kompetenzen von Lehrkräften gewe- sen	bar, Aufgabe unstruktu- riert und verbesse- rungswürdig gewesen.
22.7	Ausbildungsbetreuung grenzwertig ge- wesen	Ausbildungsbetreuung grenzwertig gewesen	Große Unterschiede in pädagogischen Kompe-
22.8	Leistungsnachweise unstrukturiert und verbesserungswürdig gewesen	Leistungsnachweise unstrukturiert und verbesserungswürdig gewesen	tenzen von Lehrkräften, einige Lehrkräfte un-
22.9	Leistungsnachweise von bestimmten Dozenten als „Last" empfunden	Einige Lehrkräfte unprofessionelles Verhalten gehabt	professionelles Verhal- ten gehabt.
23.1	Ausbildung als Bereicherung gesehen	Ausbildung bereichernd gewesen	Ausbildungsorganisati-
23.2a)	Ausbildung am Anfang anstrengend gewesen	Ausbildung am Anfang anstrengend gewesen	on manchmal chao- tisch, Ausbildungsbe-
23.2b)	Praxisseminare viel Zeit gekostet haben	Unterrichtsveranstaltungen zeitauf- wendig gewesen	treuung sehr gut gewe- sen. Unterrichtsveran- staltungen zeitaufwen-
23.3	Lehrkräfte kompetent gewesen und für alle Fragen offen	Lehrkräfte kompetent und hilfsbereit gewesen	dig gewesen. Lehrkräfte kompetent und hilfsbe-
23.4	Betreuung während der Ausbildung sehr gut gewesen	Ausbildungsbetreuung sehr gut gewe- sen	reit gewesen, schnelle Kontaktaufnahme mit

XIV

23.5	Bei Fragen Immer möglich gewesen, über das Internet mit dem Dozent Kontakt aufzunehmen	Schnelle Kontaktaufnahme mit Dozenten immer möglich	Lehrkräften immer möglich. Hausarbeiten als Hilfsmittel angesehen, sich mit dem Thema selbständig auseinanderzusetzen. Ausbildung am Anfang anstrengend, insgesamt bereichernd gewesen und hat Spaß gemacht. Beitrag der Ausbildung: Entwicklung des kritischen Urteilsvermögens.
23.6	Im Ausbildung gelernt, Dinge zu hinterfragen und ihnen auf den Grund zu gehen	Beim Ausbildung kritisches Urteilsvermögen entwickelt	
23.7a)	Hausarbeiten haben Spaß gemacht	~~Hausarbeiten haben Spaß gemacht~~	
23.7b)	Hausarbeiten als Möglichkeit, selbst Sachverhalte zu erarbeiten	Hausarbeiten als Hilfsmittel angesehen, sich mit dem Thema selbständig auseinanderzusetzen	
23.8	Organisation manchmal chaotisch gewesen	Ausbildungsorganisation manchmal chaotisch gewesen	
23.9	Ausbildung hat Spaß gemacht	Ausbildung hat Spaß gemacht	
24.1	Wissenschaftlichen Arbeiten zu schreiben schwer gewesen	Schreiben von Hausarbeiten schwer gewesen...	Anfängliche chaotische Schulorganisation (nicht funktionierender Informationsfluss) hat sich verbessert. Schreiben von Hausarbeiten schwer gewesen, weil a) unterschiedliche Anforderungen an Hausarbeiten seitens Lehrkräften gestellt, b) Leitlinien für Hausarbeiten zu oft aktualisiert/verändert wurden. Einige Unterrichtsveranstaltungen anspruchsvoll andere als Zeitverschwendung empfunden /überflüssig gewesen. Große Unterschiede in der Qualität der Lehrkräfte, manche unmotiviert und unprofessionell gewesen.
24.2	Hing auch daran, dass Dozenten nicht alle einig waren wie + was sie wollten	... auch wegen unterschiedlicher Anforderungen an Hausarbeiten seitens Lehrkräften	
24.3	Leitlinien für Arbeiten während der Ausbildung dreimal erneuert	Leitlinien für Hausarbeiten zu oft aktualisieret/verändert geworden	
24.4	Bei Arbeiten schwer gewesen, aus der Literatur Schlüsse zu ziehen	~~Bei Hausarbeiten Probleme mit Literaturangaben gehabt~~	
24.5	Manche Dozenten mochten dies, andere schrieben: „Wer sagt das? Literaturangabe!"	~~Unterschiedliche Anforderungen an Hausarbeiten seitens Lehrkräften gestellt~~	
24.6	Organisation anfangs chaotisch gewesen	Anfängliche Schulorganisation chaotisch gewesen, ...	
24.7	Wir standen zweimal in XX, ohne dass jemand wusste, dass wir kommen	... denn Informationsfluss / Übergabe hat nicht gut funktioniert	
24.8	Keine geregelten Termine usw.	~~Ausbildungsorganisation chaotisch gewesen~~	
24.9	Hat sich danach verbessert	Hat sich verbessert	
24.10	Einige Praxisseminaren zu voll gepackt gewesen	Einige Unterrichtsveranstaltungen anspruchsvoll gewesen	
24.11	Bei anderen Praxisseminaren hätte ich die Zeit besser nutzen können	Andere Unterrichtsveranstaltungen als Zeitverschwendung empfunden / überflüssig gewesen	
24.12	Lehrkräfte: Bei einer Bewertung 0 - 10 waren alle dabei!	Sehr große Unterschiede in der Qualität der Lehrkräfte	
24.13	Manche Dozenten wenig motiviert gewesen + beschweren sich ständig, dass sie zu wenig Geld von Praxis für diesen Job bekommen	Manche Lehrkräfte unmotiviert und unprofessionell gewesen	
25.1	Praxisseminare anstrengend gewesen- lange Anfahrten, Hotel (Kosten), kein Frei zwischen Arbeit und Seminar	Unterrichtsveranstaltungen zeit- und finanziell aufwendig gewesen	Ausbildungsorganisation manchmal chaotisch gewesen. Ausbildungsbetreuung hat gut funktioniert. Unterrichtsveranstaltungen: a) zeit- und finanziell aufwendig gewesen, b) haben Spaß gemacht. Lehrkräfte: a) sehr unterschiedlich in ihrer Lehrmethodik gewesen - didaktische Modulumsetzung einiger schwach gewesen, b) manche inspirierendes
25.2	Andererseits weg vom Alltag, Beruf und Problemen, etwas anderes hören, erleben und mich anders fordern	~~Hat sich auf Unterrichtsveranstaltungen gefreut, weil sie als Abwechslung zum Alltag empfunden waren~~	
25.3	Lehrkräfte sehr unterschiedlich von ihrer Methodik Lehrstoff zu vermitteln	Lehrkräfte sehr unterschiedlich in ihrer Lehrmethodik gewesen	
25.4	Manche Lehrkräfte haben mich inspiriert und zu den schaue ich auf und bewundere sie	Manche Lehrkräfte inspirierendes Vorbild gewesen	
25.5a)	Andere Lehrkräfte haben den Unterricht zäh gestaltet	Didaktische Modulumsetzung einiger Lehrkräfte schwach gewesen	
25.5b)	Durch Hausarbeiten und Beschäftigungen mit Thema, nahm ich aus allen Modulen	Hausarbeiten Hilfsmittel gewesen, sich mit dem Thema selbständig auseinan-	

XV

	etwas mit	derzusetzen	Vorbild gewesen. Hausarbeiten Hilfsmittel
25.6	Ausbildungsorganisation manchmal chaotisch gewesen	Ausbildungsorganisation manchmal chaotisch gewesen	gewesen, sich mit dem Thema selbständig auseinanderzusetzen. Erhalt der Aufgabe als Motivation zum weiteren Ausbildung empfunden. Ausbildung bereichernd gewesen, hat zur Weiterentwicklung beigetragen.
25.8, 25.14	Jede abgeschlossene Arbeit war mit der Klausur ein Schritt näher dem Ziel hin, den Abschluss wieder ein Stück nähergekommen zu sein, Jeder geschaffene Meilenstein motivierte zum Weitermachen	Erhalt der Aufgabe als Motivation zum weiteren Ausbildung empfunden	
25.10	Ausbildungsbetreuung in Praxiseinsätzen: Man konnte sich mit allen Fragen an Ausbildungsstandortleiter wenden und es wurde sich immer darum gekümmert	Ausbildungsbetreuung hat gut funktioniert	
25.11	3 Jahre Bereicherung für mein Leben gewesen	Ausbildung bereichernd gewesen	
25.12	Ich habe mich weiterentwickelt	Weiterentwicklung	
25.13	Manchmal hart und stressig gewesen	Ausbildung manchmal hart und stressig gewesen	
25.15	Hat sich auf jedes Praxisseminar gefreut	Unterrichtsveranstaltungen haben Spaß gemacht	
26.1	Ausbildungsorganisation Praxiseinrichtung in den ersten zwei Jahren chaotisch und unorganisiert gewesen	Ausbildungsorganisation Praxiseinrichtung in ersten zwei Jahren chaotisch gewesen, weil ...	Ausbildungsorganisation Praxiseinrichtung (XX) in ersten zwei Jahren chaotisch gewesen (zuständiges Personal nicht erreichbar und uninformiert). Ausbildungsbetreuung (YY) sehr gut gewesen (umgehende Problemlösung, zuständiges Personal erreichbar). Vollzeit Ausbildung anstrengend gewesen. Unterrichtsveranstaltungen stressig gewesen aber haben Spaß gemacht. Lehrkräfte: a) fachlich und sozial kompetent, b) unmotiviert und überfordert gewesen. Ohne Vorerfahrung das Schreiben von Hausarbeiten schwer gewesen. Beitrag der Ausbildung: alltagsrelevantes Wissenszuwachs in unterschiedlichen Fachbereichen.
26.3	Bei Fragen war in XX fast nie jemand zu erreichen, der eine nicht wusste was der andere macht	Zuständiges Personal in XX nicht erreichbar und uninformiert gewesen	
26.2	Hat sich gegen Ende verbessert	... dann besser geworden	
26.4	Praxisseminare stressig gewesen aber haben Spaß gemacht	Unterrichtsveranstaltungen stressig gewesen aber haben Spaß gemacht	
26.6	Neue Eindrücke in anderen Berufsrichtungen bekommen - interdisziplinär	Interdisziplinäres Ausbildung - Wissenszuwachs in unterschiedlichen Fachbereichen	
26.7a)	Während des nebenberuflichen Arbeitens Ausbildung eine Herausforderung gewesen	Vollzeit Ausbildung anstrengend gewesen	
26.7b)	Gehirn neues aufgenommen hat	Wissenszuwachs	
26.8	Viel Neues gelernt	~~Wissenszuwachs~~	
26.9	Viele kompetente, menschliche, sympathische Lehrkräfte	Lehrkräfte fachlich und sozial kompetent gewesen oder...	
26.10. 26.11	Auch Gegenteil - diese Motivationsproblem gehabt oder überfordert gewesen	... unmotiviert und überfordert gewesen	
26.12	(Von den Lehrkräften) viel in tägliches Leben mitgenommen	Wissen in Alltag umsetzbar	
26.13	Erhalt der Aufgabe problemlos gewesen	~~Erhalt der Aufgabe problemlos gewesen~~	
26.14	Klausuren am Anfang große Herausforderung gewesen	Klausuren am Anfang schwer gewesen	
26.15	Umso mehr geschrieben wurde, desto leichter wurde es	Schreiben der Hausarbeiten mit Erfahrung leichter geworden	

			Anfängliche sehr schlechte Ausbildungsorganisation in Praxis (Informationsfluss hat nicht gut oder mit Verspätung funktioniert) besser geworden. Keine Ausbildungsbetreuung gehabt, weil bei Fragen zuständiges Personal nicht erreichbar oder uninformiert gewesen. Sehr große Unterschiede in der Qualität der Lehrkräfte: a) engagierte und lehrfreudige Lehrkräfte nur Einzelfälle, b) didaktische Modulumsetzung vieler Lehrkräfte schwach gewesen, dann Unterrichtsveranstaltungen als Zeitverschwendung empfunden / überflüssig gewesen. Hausarbeiten: a) unterschiedliche formalen und inhaltlichen Anforderungen seitens Lehrkräften gehabt, b) Leitfaden für Arbeiten in der Praxis nur wenigen Lehrkräften bekannt, c) Unterlage zur Bewertung von Hausarbeiten nicht angewendet.
26.16, 26.18, 26.19	An manchen Tagen wäre ich froh gewesen, wenn ich nichts für das Ausbildung hätte machen müssen. Abgegeben wurde sie (Hausarbeit) immer und bei der nächsten Unterrichtseinheit kam die Motivation wieder. Der Druck beherrschte die HA.	~~Bei Schreiben der Hausarbeiten schwankende Motivation gehabt, hat besser unter Druck gearbeitet~~	
26.20	In YY Ausbildungsbetreuung super gewesen	Ausbildungsbetreuung auf YY sehr gut gewesen, weil ...	
26.21	Probleme sofort aufgegriffen und Lösung gefunden	... umgehende Problemlösung und ...	
26.22	Meistens Ansprechpartner da gewesen	... zuständiges Personal erreichbar gewesen	
27.1	Organisation des Lehrganges zu Beginn sehr zu wünschen übrig gelassen	Anfängliche Ausbildungsorganisation sehr schlecht gewesen, weil ...	
27.2	Termine für erste Praxis erst 2 Wochen vor dem Start und erst nach x-maligem Nachfragen bekommen	... Informationsfluss hat nicht gut oder mit Verspätung funktioniert, was ...	
27.3	2 Mal waren wir zu Praxisseminaren in XX und niemand wusste, dass wir kommen	~~... Informationsfluss hat nicht gut funktioniert~~	
27.4a)	Hat Zeit und Nerven gekostet	~~... ärgerlich gewesen aber ...~~	
27.4b)	... dass sich etwas ändert, was dann auch geschah	... ist besser geworden	
27.5	Ausbildungsbetreuung in Praxiseinsätzen gab es nicht	Keine Ausbildungsbetreuung gehabt, weil ...	
27.6	Über YY Termine und Unterlagen bekommen	~~... Termine und Unterlage über YY vermittelt~~	
27.7	Für übrige Fragen wurden und werden wir von A nach B geschickt und bekommen immer <u>nicht</u> verlässliche Aussagen.	... bei Fragen zuständiges Personal nicht erreichbar oder uninformiert	
27.10	Seminare je nach Dozent, Thema und Gestaltung des Praxiseinsatzes mal besser mal schlechter auszuhalten	~~Unterrichtsveranstaltungen unterschiedlich anstrengend~~	
27.11	Den Dozenten kann man von Noten 1 - 6 alles geben	Sehr große Unterschiede in der Qualität der Lehrkräfte	
27.12	Tolle, engagierte, lehrfreudige Dozenten nur Einzelfälle gewesen	Engagierte und lehrfreudige Lehrkräfte nur Einzelfälle gewesen	
27.13	Viele Dozenten gestalten Seminar unlebendig und trostlos	Didaktische Modulumsetzung vieler Lehrkräfte schwach gewesen, dann ...	
27.14	Diese Praxiseinsatz hätte ich gern anders verbracht	... Unterrichtsveranstaltungen als Zeitverschwendung empfunden / überflüssig gewesen	
27.15	Hausarbeiten nicht schwer gewesen	~~Hausarbeiten nicht schwer gewesen, auch wenn ...~~	
27.16	Konnte Zeit gut einteilen und so Ziele erreichen	~~Gutes Zeitmanagement gehabt~~	
27.17	Bedauerlich gewesen, dass für Layout, Formatierung und Bewertung von Hausarbeiten bei den Dozenten kein einheitliches Vorgehen gab	... unterschiedliche formalen und inhaltlichen Anforderungen an Hausarbeiten seitens Lehrkräften und ...	
27.18	Leitfaden für Arbeiten in der Praxis wenigsten Dozenten bekannt gewesen	... Leitfaden für Arbeiten in der Praxis nur wenigen Lehrkräften bekannt gewesen und ...	
27.19	Unterlage zur Bewertung von Hausarbeiten keine Anwendung gefunden	... Unterlage zur Bewertung von Hausarbeiten nicht angewendet	

27.20	Bin ich froh, wenn ich den Abschluss in der Tasche habe	~~Froh gelernt zu haben~~	
28.1	Ausbildung persönliche Entwicklung gewesen	Durch Ausbildung zur persönlichen Entwicklung und...	Beitrag der Ausbildung: a) Wissenszuwachs in unterschiedlichen Fachbereichen, b) persönliche Entwicklung {Selbstvertrauen Steigerung, Selbstwertsteigerung, Konzentrationsverbesserung, selbstständiger und zielstrebiger geworden}
28.2	Selbstbild zum Positiven wurde verändert	... Selbstwertsteigerung	
28.5, 28.6	Viel Neues gelernt..., ... über Gesundheitswesen, Politik, viele anderen Themen	Wissenszuwachs in unterschiedlichen Fachbereichen	
28.7	Kein Seminar uninteressant gewesen	~~Alle Unterrichtsveranstaltungen interessant gewesen~~	
28.8	Ich konnte meinen Wissensdurst erlöschen	~~Wissenszuwachs~~	
28.9	Gelernt, mich besser zu konzentrieren	Konzentrationsverbesserung	
28.10	Gelernt hartnäckiger zu sein, nicht sofort aufgeben, wenn es schwierig ist	Zielstrebiger geworden	
28.11	Gelernt angefangene Arbeiten zum Schluss führen	~~Zielstrebiger geworden~~	
28.14	Freude es mit meinen intellektuellen Ressourcen geschafft zu haben	~~Froh das Ausbildung zu bewältigen~~	
28.15, 28.16	Tolle Dozenten kennengelernt - wurde in der Praxis als gleichwertiger „Wissenskollege" behandelt	~~Lehrkräfte haben Schüler auf Augenhöhe behandelt~~	
28.17	Angefangen mehr selber zu denken, unabhängiger und autonomer zu handeln	Selbstständiger geworden	
28.18	Ich wage mehr anders als die anderen zu sein	Selbstvertrauen Steigerung	
29.1, 29.2	Ich habe das Ausbildung gestartet, weil ich Notwendigkeit sah, dass ich danach noch einen Studienabschluss brauchen würde	Nachträglichen Studienabschluss als Notwendigkeit gesehen	Manchmal mangelhafte Ausbildungsorganisation belastend gewesen. Zeitliche Belastung der Ausbildung im letzten Jahr anstrengend geworden, dadurch: a) Privatleben beschränkt, b) Motivationsverlust. Ausbildungsaufbau und Lehrkräfte gut, Unterrichtsveranstaltungen angenehm, Modulinhalte interessant gewesen und Wissen im beruflichen Alltag umsetzbar. Freie Auswahl des Thementeilgebietes bei Hausarbeiten hat: a) motivierend gewirkt, b) Auswahl des berufsrelevanten Gebiets ermöglicht. Während der Ausbildung intensivere Beschäftigung mit Praxis gewünscht
29.3, 29.4	Für Arbeit sah ich zum Anfang kaum einen Nutzen, hat sich während der Ausbildung verändert	Wissen im beruflichen Alltag umsetzbar	
29.5a)	Themen interessant gewesen	Modulinhalte interessant gewesen	
29.5b)	Themen konnte nutzbringend auf meinen Arbeitsbereich verwenden	~~Wissen im beruflichen Alltag umsetzbar~~	
29.6	Hausarbeiten sehr gut gewesen - Freiraum das Wissen auf das persönliche Interessensgebiet transferieren zu können	Freie Auswahl des Thementeilgebietes bei Hausarbeiten, sehr gut gewesen und ...	
29.7a)	Dadurch motiviert gewesen	... motivierend gewirkt und ...	
29.7b)	Hatte Gewinn für berufliche Tätigkeit	... Auswahl des berufsrelevanten Themengebiets ermöglicht.	
29.8	Innerhalb der ersten beiden Jahre konnte ich zeitliche Belastung gut tolerieren	Ausbildung zeitlich belastend gewesen	
29.9	Am Ende der Ausbildung fühlte ich mich durch das Ausbildung angestrengt	Letztes Ausbildungsjahr anstrengend gewesen und ...	
29.10	Ich wünschte mir mehr Freiheit um Hobbys nachzugehen, Familie und Freunde zu sehen	dadurch Privatleben beschränkt und ...	

29.11	Große Pause gebraucht, um wieder Motivation zu finden	... und Motivation verloren	
29.12	Mit dem Aufbau der Ausbildung und den Dozenten habe ich mich wohl gefühlt	Ausbildungsaufbau und Lehrkräfte gut gewesen	
29.13	Für Praxisarbeiten im vorhinein mehr Übung in der Erstellung von quantitativen Studien gewünscht	Während der Ausbildung intensivere Beschäftigung	
29.14	Veranstaltungen angenehm gewesen	Unterrichtsveranstaltungen angenehm gewesen	
29.17	Wenn Organisation nicht so rund gewesen, fand ich belastend	Manchmal mangelhafte Ausbildungsorganisation belastend gewesen	
30.1	Ausbildung als Berufsausbildung	~~Ausbildung~~	Anfängliche Ausbildungsorganisation mangelhaft (Informationsfluss hat nicht oder mit Verspätung funktioniert) und Ausbildungsbetreuung nicht perfekt gewesen. Prinzip der Unterrichtsveranstaltungen gut gewesen - nach Ausbildungsabschluss Studium auch neben dem Beruf möglich. Auswahl der aus unterschiedlichen Fachgebieten stammenden Lehrkräfte positiv empfunden aber didaktische Modulumsetzung der Lehrkräfte unterschiedlich gewesen: a) manche sehr gut, b) manche sehr schlecht (schwache Methodik und Didaktik). Hausarbeiten Hilfsmittel gewesen, sich mit dem Thema selbständig auseinanderzusetzen, besonders bei schlechten Unterrichtsveranstaltungen notwendig gewesen. Beitrag der Ausbildung: a) Horizonterweiterung, b) alltagsrelevanter Wissenszuwachs, c) Entwicklung des kritischen Urteilsvermögen.
30.3	Praxisseminaren haben sich gut bewährt - nach Ausbildungszeit man Vollzeit Teilzeit Ausbildung fortsetzen kann	Prinzip der Unterrichtsveranstaltungen gut gewesen - nach Ausbildungsabschluss Studium auch neben dem Beruf möglich	
30.4	Dozenten aus verschiedensten Gesundheitssystemen gewesen - habe positiv empfunden	Auswahl der aus unterschiedlichen Fachgebieten stammenden Lehrkräfte positiv empfunden	
30.6	Mein Horizont wurde erweitert, begann im Alltag vieles kritischer und umfassender zu betrachten	Horizonterweiterung, alltagsrelevanter Wissenszuwachs, Entwicklung des kritischen Urteilsvermögen	
30.7	Lehrkräften verschiedene Arten des Unterrichtens gehabt	Didaktische Modulumsetzung der Lehrkräfte unterschiedlich gewesen ...	
30.8	Sehr gute Dozenten, die es verstanden zu unterrichten und sehr schlechte, bei denen es von Methodik und Didaktik zu wünschen übrig hieß	... manche sehr gut, manche sehr schlecht (schwache Methodik und Didaktik) gewesen	
30.9	Leistungsnachweis (Noten Hausarbeit) gut gewesen - man konnte selbst noch mal das Thema in einer Arbeit verarbeiten	Hausarbeiten Hilfsmittel gewesen, sich mit dem Thema selbständig auseinanderzusetzen ...	
30.10	Um schlechtes Seminar für sich neu zu erklären	... dies besonders bei schlechten Unterrichtsveranstaltungen notwendig gewesen	
30.11	Ausbildungsorganisation ließ am Anfang zu wünschen übrig	Anfängliche Ausbildungsorganisation mangelhaft gewesen, weil ...	
30.12	Informationen erreichten uns erst sehr spät oder gar nicht	... Informationsfluss hat nicht oder mit Verspätung funktioniert	
30.13	Negativer Höhepunkt fand ich das Seminar, wo wir nicht von Praxisanleitern in XX erwartet wurden	~~... Informationsfluss hat nicht oder mit Verspätung funktioniert~~	
30.14	Betreuung kann sich verbessern	Ausbildungsbetreuung nicht perfekt gewesen	

Anlage 2 Zusammenfassung von Hauptkategorien

Tabelle 3: Zusammenfassungen von Hauptkategorien

Zusammenfassung des Materials

Ausbildung

Z.1	Ausbildung zeitlich sehr anspruchsvoll gewesen (besonders im letzten Ausbildungsjahr), dadurch als anstrengend und belastend empfunden.
Z.2	Am Anfang der Ausbildung oft Angst vorhanden, den Anforderungen nicht gewachsen zu sein / Ausbildung schaffen zu können. Ausbildungsanfang wegen fehlender Praktikumsvorerfahrungen anstrengend, zeitaufwendig und stressig gewesen.
Z.3	Auf positive Resonanz stößt Themenbreite und Interdisziplinäre Konzeption der Ausbildung.
Z.4	Ausbildung machbar, bereichernd und motivierend gewesen, hat Spaß gemacht.

Ausbildungsorganisation am Anfang

Z.5	Ungefähr erste zwei Jahre schlecht / mangelhaft, chaotisch / unstrukturiert gewesen, denn Informationsfluss hat nicht gut oder mit Verspätung funktioniert und zuständiges Personal nicht erreichbar und uninformiert. Wurde als ärgerlich, demotivierend und belastend empfunden.

Ausbildungsorganisation Später

Z.6	Positive Entwicklung und Verbessrungen, gegen Ausbildungsende gut / strukturierter geworden.
Z.7	Weniger Stress durch Verbesserung motivierend und erleichtert gewirkt.

Praxisbetreuung

Z.8	Unzufriedenheit geht aus den Aussagen aufgrund des breiten Spektrums der Bewertungen nicht eindeutig hervor (sehr gut, gut funktionierend, in Ordnung, umgehende Problemlösung und zuständiges Personal leicht erreichbar, grenzwertig, mangelhaft, es gab keine - bei Fragen zuständiges Personal nicht erreichbar oder uninformiert).
Z.9	Im Ausbildungsort YY Zufriedenheit im Durchschnitt höher als in XX.

Unterrichtsveranstaltungen

Z.10	Prinzip der stattgefundenen Unterrichtsveranstaltungen: a) als sehr gut empfunden - nach Ausbildungsabschluss Ausbildung auch neben dem Beruf möglich, b) - anstrengend, erschöpfend, viel Durchhaltevermögen verlangt, c) zeitaufwendig, damit das Privatleben beträchtlich beschränkt - hat zur Unzufriedenheit, den Belastungen und Anstrengungen geführt.
Z.11	Meistens angenehm, spannend, abwechslungsreich und haben Spaß gemacht. Allerdings häufig kam auch schlechte (unstrukturierte, nicht nachvollziehbare) oder schwache (trostlose, unlebendige, nicht interessante) Gestaltung / Modulumsetzung vor.

Modulinhalte

Z.12	Ungefähr Hälfte aller Module inhaltlich gut (informativ, interessant, bereichernd, beruflich umsetzbar, von Wert) gewesen.

Z.13	Einige Module nicht fachübergreifend / Thema aus dem Gebietsgesamtkontext herausgerissen - nicht nur Vermittlung des Teilbereiches, sondern auch den Überblick des Faches gewünscht.

Noten

Z.14	Die in der Unterrichtsveranstaltung erbrachten Noten mittels Präsentation präferiert - hat besseres Verständnis des Modulinhalts vermittelt.

Hausarbeiten

Z.15	Das Schreiben von HA anspruchsvoll / herausfordernd gewesen, weil: a) am Anfang ohne Vorerfahrungen zeitaufwendig, b) unterschiedliche formalen und inhaltlichen Anforderungen seitens Lehrkräften , c) Leitlinien für Praxiseinsatz zu oft aktualisiert/geändert.

Z.16	Freie Auswahl des Thementeilgebietes sehr positiv und motivierend empfunden - das Schreiben dadurch zweckvoll (Thema aus Interessensgebiet oder Berufsgebiet) gewesen.
Z.17	Als Hilfsmittel angesehen, sich mit dem Thema selbständig auseinanderzusetzen - dies besonders bei schlechten Unterrichtsveranstaltungen sehr notwendig.

Lehrkräfte

Z.18	Auswahl der aus unterschiedlichen Fachgebieten stammenden Lehrkräfte positiv empfunden, akademische Lehrkräfte (Dozenten) vor den unterrichtenden Fachspezialisten (Ärzte) aus den fachlichen ("Krieg der Spezialisten") und pädagogischen Gründen bevorzugt.
Z.19	Sehr große Unterschiede in der Qualität der Lehrkräfte aufgrund großer Unterschiede

	in pädagogischen Kompetenzen (Lernmethodik und Didaktik).
Z.20	Engagierte und pädagogisch kompetente (lehrfreudige, hilfsbereite, zuvorkommende, faire, freundliche, inspirierende) Lehrkräfte nur Einzelfälle.
Z.21	Einige/viele Lehrkräfte unmotiviert, schlecht vorbereitet, überfordert, unprofessionell gewesen und über schwache pädagogischen Kompetenzen (oder inkompetent) verfügt - dadurch Modulumsetzung nicht zufriedenstellend gewesen, was wurde als enttäuschend, ärgerlich und demotivierend empfunden. Solche Unterrichtsveranstaltungen als Zeitverschwendung empfunden / überflüssig gewesen und haben im Stress und der Frustration resultiert, weil nachträgliche Beschäftigung mit dem Lehrstoff zeitaufwendig war.
Z.22	Besonders am Ausbildungsanfang Auswahl der unterrichtenden Lehrkräfte hinsichtlich Modulinhalte nicht optimal gewesen. Durch Optimalisierung hat Unterrichtsqualität beträchtlich zugenommen.
Z.23	Auf dem Ausbildungsort XX schnelle Kontaktaufnahme mit Lehrkräften immer möglich.

Lehrbefähigung

Z.24	Als sehr gut / positiv / wichtig / Perspektiven erweiternd angesehen.

Ergebnisse/Bedeutung/Beitrag der Ausbildung

Z.25	Horizonterweiterung - berufsrelevantes und alltagsrelevantes Wissenszuwachs in unterschiedlichen Fachbereichen.
Z.26	Erwerb neuer Kompetenzen und Kompetenzenentwicklung, wodurch sich neue Perspektiven geöffnet haben.
Z.27	Gewinn an Wissenschaftlichkeit, Entwicklung des kritischen Urteilsvermögens, Denken in Zusammenhängen.
Z.28	Persönliche Entwicklung - Selbstbewusstseinsteigerung, Selbstvertrauen Steigerung, Selbstwertsteigerung, Selbstständigkeit Entwicklung (im Handeln und Denken), Zielstrebigkeitsentwicklung, Konzentrationsverbesserung.
Z.29	Berufsaufstieg und Gehaltserhöhung / höhere berufliche Einstufung.
Z.30	BA-Studium möglich.
Z.31	Froh sich für die Ausbildung entschieden und Stolz darauf, das anstrengende Ausbildung bewältigen zu haben.

Sonstiges

Z.32	Nachfolgender Studienabschluss als Notwendigkeit gesehen.
Z.33	Examenszeit als besonders anstrengend / überfordernd empfunden.
Z.34	Gewünscht: a) intensivere Beschäftigung mit Erstellung von Praxisberichten, b) mehr Praxis und c) bei Hausarbeiten genauere Beschreibung und Begründung der durchgeführten Korrekturen und mehr inhaltlicher und formaler Empfehlungen.
Z.35	Staatsexamen stressig und nicht genug transparent gewesen.

Anlage 3 Kategorien, Attribute und Gewichtung

Tabelle 4: Kategorien

Codier-zeichen	Kategorie	Synonym	Subkate-gorie	Attribut / Be-schreibungs-merkmal	Gewicht / Gültig-keit als Koeffi-zient
1.1	Unterrichtsveranstal-tungen	Praxisseminare	0	belastend	1,00
1.2	Privatleben	0	0	belastet	1,00
1.3	Ausbildung	0	0	belastend	1,00
1.3	Ausbildung	0	0	anstrengend	1,00
1.3	Ausbildung	0	0	nebenberuflich	1,00
1.4a)	Ausbildung	0	0	zufriedenstellend	1,00
1.5	Modulinhalte	Seminare	0	uninteressant	0,40
1.5	Modulinhalte	Seminare	0	informativ	0,60
1.5	Modulinhalte	Seminare	0	interessant	0,60
2.1	Ausbildung	0	0	nebenberuflich	1,00
2.2	Ergebnis-se/Bedeutung/Beitrag des Ausbildung	0	0	Freude	1,00
2.3a)	Ergebnis-se/Bedeutung/Beitrag des Ausbildung	0	0	BA-Studium möglich	1,00
2.3b)	Ergebnis-se/Bedeutung/Beitrag des Ausbildung	0	0	Wissenszuwachs	1,00
2.4a)	Unterrichtsveranstal-tungen	Praxisseminare	0	anstrengend	1,00
2.4a)	Unterrichtsveranstal-tungen	Praxisseminare	0	aufwendig	1,00
2.4b)	Ergebnis-se/Bedeutung/Beitrag des Ausbildung	0	0	Freude	1,00
2.4b)	Ergebnis-se/Bedeutung/Beitrag des Ausbildung	0	0	Stolz	1,00
3.1	Ausbildung	0	0	nebenberuflich	1,00
3.1	Ausbildung	0	0	zeitaufwendig	1,00
3.2	Privatleben	0	0	beeinflusst	1,00

3.3a)	Ergebnisse/Bedeutung/Beitrag des Ausbildung	0	0	Wissenszuwachs	1,00
3.3b)	Ausbildung	0	0	motivierend	1,00
3.3b)	Ausbildung	0	0	bewältigbar	1,00
4.1	Ausbildung	0	0	anstrengend	1,00
4.2	Unterrichtsveranstaltungen	Praxisseminare	0	durchhaltevermögenbedürftig	1,00
4.3	Privatleben	0	0	zurückgesteckt	1,00
4.4	Ergebnisse/Bedeutung/Beitrag des Ausbildung	0	0	Gehaltserhöhung	1,00
4.4	Ergebnisse/Bedeutung/Beitrag des Ausbildung	0	0	Berufsaufstieg	1,00
5.1	Modulinhalte	Seminarinhalte	0	interessant	0,75
5.1	Modulinhalte	Seminarinhalte	0	beruflich umsetzbar	0,6
5.2	Lehrkräfte	0	0	kompetent	1,00
5.3	Klausuren / Referate	0	0	bewältigbar	1,00
5.4	Ausbildungsorganisation	Organisation der Schule	Später	besser	1,00
5.5, 5.6	Ausbildungsorganisation	Organisation der Schule	Am Anfang	chaotisch	1,00
5.7	Ausbildungsorganisation	Organisation der Schule	Am Anfang	unstrukturiert	1,00
5.8	Ausbildungsorganisation		Später	strukturierter	1,00
5.9	Ergebnisse/Bedeutung/Beitrag des Ausbildung	0	0	Weiterentwicklung	1,00
5.9	Ergebnisse/Bedeutung/Beitrag des Ausbildung	0	0	Wissenszuwachs	1,00
5.10, 5.11	Ergebnisse/Bedeutung/Beitrag des Ausbildung	0	0	neue Kompetenzen	1,00
5.12	Ergebnisse/Bedeutung/Beitrag des Ausbildung	0	0	neue Perspektive	1,00
6.1, 6.2	Ergebnisse/Bedeutung/Beitrag des Ausbildung	0	0	Wissenszuwachs	1,00
6.4a)	Ausbildungsorganisation	Organisation	Am Anfang	nicht perfekt	1,00
6.4b)	Modulinhalte	Inhalte	0	interessant	1,00
6.5	Klausuren / Referate	0	0	gut auszuarbeiten	1,00
6.6	Unterrichtsveranstal-	Seminargestal-	0	annehmbar	0,75

	tungen	tung			
6.7a)	Ausbildung	0	0	Spaß gemacht	1,00
7.1	Ausbildung	0	0	themenbreit	1,00
7.2	Lehrkräfte	0	0	enttäuschend	0,50
7.4	Ergebnisse/Bedeutung/Beitrag des Ausbildung	0	0	Horizonterweiterung	1,00
7.4	Ergebnisse/Bedeutung/Beitrag des Ausbildung	0	0	Gewinn an Wissenschaftlichkeit	1,00
7.4	Ergebnisse/Bedeutung/Beitrag des Ausbildung	0	0	Denken in Zusammenhängen	1,00
7.6a)	Ausbildung	0	0	belastend	0,60
7.6b)	Ergebnisse/Bedeutung/Beitrag des Ausbildung	0	0	Freude	1,00
8.1	Ausbildungsorganisation	Organisation	Am Anfang	verbesserungsbedürftig	1,00
8.2	Ausbildungsorganisation	Organisation	Später	besser	1,00
8.4	Ausbildungsorganisation	0	Am Anfang	nicht optimal	0,40
8.5	Ausbildungsorganisation	0	Später	besser	1,00
8.6	Modulinhalte	Modulinhalte	0	qualitativ besser	1,00
8.8	Ausbildung	0	0	zeitaufwendig	1,00
8.8	Ausbildung	0	0	berufsbegleitend	1,00
8.8	Privatleben	0	0	zeitlich beschränkt	1,00
8.9	Klausuren / Referate	0	Referat & Präsentation	angenehm	1,00
9.1a)	Ausbildungsorganisation	Organisation	Am Anfang	mangelhaft	1,00
9.1b)	Ausbildungsorganisation	Organisation	Später	gut	1,00
9.2	Lehrkräfte	0	0	sehr gut	0,35
9.2	Lehrkräfte	0	0	fachlich mangelhaft	0,35
9.3	Modulinhalte	Module	0	gut	0,50
9.4	Ausbildung	0	0	anspruchsvoll	1,00
9,4	Ausbildung	0	0	machbar	1,00
9.5	Unterrichtsveranstaltungen	Mo-Fr	0	zu lang	1,00

9.6	Privatleben	0	0	belastet	1,00
10.1	Ausbildung	0	0	bewältigbar	1,00
10.2	Privatleben	0	0	beschränkt	1,00
10.3	Modulinhalte	Fächer	0	nicht fachübergreifend	0,40
10.4	Lehrbefähigung	0	0	super	1,00
10.4	Lehrbefähigung	0	0	perspektiv	1,00
11.1	Ausbildung	0	0	stressig	0,08
11.2b)	Klausuren / Referate	0	Hausarbeit / Klausuren	wissenschaftlich	1,00
11.2b)	Klausuren / Referate	0	Hausarbeit / Klausuren	zeitaufwendig	0,08
11.3a)	Ergebnisse/Bedeutung/Beitrag des Ausbildung	0	0	neue Kompetenzen	1,00
11.3b)	Ergebnisse/Bedeutung/Beitrag des Ausbildung	0	0	Stolz	1,00
11.4a)	Ausbildungsorganisation	0	Praxiseinsatzplanung	stressig	1,00
11.4b)	Ausbildungsorganisation	0	Praxiseinsatzplanung	ärgerlich	1,00
11.4c)	Modulinhalte	Praxisseminare	0	horizonterweiternd	1,00
11.5	Ausbildungsorganisation	0	Praxiseinsatzplanung	untransparent	1,00
11.6a)	Ausbildung	0	0	bewältigbar	1,00
11.6b)	Unterrichtsveranstaltungen	Praxisseminare	0	angenehm	1,00
12.1b)	Privatleben	0	0	beschränkt	1,00
12.1c)	Ausbildung	0	0	berufsbegleitend	1,00
12.1c)	Ausbildung	0	0	zeitaufwendig	1,00
12.2	Ergebnisse/Bedeutung/Beitrag des Ausbildung	0	0	Wissenszuwachs	1,00
12.3	Lehrbefähigung	0	0	sehr wichtig	1,00
12.4	Modulinhalte	Inhalte	0	interessant	1,00
12.5	Ergebnisse/Bedeutung/Beitrag des Ausbildung	0	0	BA-Studium möglich	1,00
12.6	Ergebnisse/Bedeutung/Beitrag des Ausbildung	0	0	andere berufliche Einstufung	1,00
12.7	Klausuren / Referate	0	Hausarbeit / Klausuren	flexibel, gut	1,00

12.8	Unterrichtsveranstaltungen	0	0	angenehm	1,00
13.1	Klausuren / Referate	0	Hausarbeit / Klausuren	herausfordernd	1,00
13.1	Klausuren / Referate	0	Hausarbeit / Klausuren	machbar	1,00
13.2	Ausbildung	0	0	anstrengend	1,00
13.2	Ausbildung	0	0	berufsbegleitend	1,00
13.3a)	Ausbildung	0	0	schleppend	0,33
13.5a)	Lehrbefähigung	0	0	gut	1,00
14.4a)	Ergebnisse/Bedeutung/Beitrag des Ausbildung	0	0	Selbstbewusstseinsteigerung	1,00
14.5	Ergebnisse/Bedeutung/Beitrag des Ausbildung	0	0	Stolz	1,00
14.6a)	Klausuren / Referate	0	Hausarbeit / Klausuren	fordernd	0,33
14.6b)	Ergebnisse/Bedeutung/Beitrag des Ausbildung	0	0	Gewinn an Wissenschaftlichkeit	1,00
14.7a)	Ergebnisse/Bedeutung/Beitrag des Ausbildung	0	0	Entwicklung des kritischen Urteilsvermögens	1,00
14.8a)	Ausbildung	0	0	interdisziplinär	1,00
14.8a)	Ergebnisse/Bedeutung/Beitrag des Ausbildung	0	0	Wissenszuwachs	1,00
14.8b)	Ergebnisse/Bedeutung/Beitrag des Ausbildung	0	0	Horizonterweiterung	1,00
14.9	Ergebnisse/Bedeutung/Beitrag des Ausbildung	0	0	Freude	1,00
15.1a)	Ausbildungsorganisation	Organisation	Am Anfang	durcheinander	1,00
15.1b)	Ausbildungsorganisation	Ausbildungsorganisation	Später	besser	1,00
15.2a)	Privatleben	0	0	nicht beeinflusst	1,00
15.2b)	Privatleben	0	0	nicht beeinflusst	1,00
15.3	Ausbildung	0	0	aufwendig	0,33
15.4	Ausbildung	0	0	interdisziplinär	1,00
15.4	Ergebnisse/Bedeutung/Beitrag des Ausbildung	0	0	Wissenszuwachs	1,00
16.1	Ausbildung	0	0	themenbreit	1,00

16.2	Ergebnisse/Bedeutung/Beitrag des Ausbildung	0	0	Wissenszuwachs	1,00
16.5	Ergebnisse/Bedeutung/Beitrag des Ausbildung	0	0	Kompetenzentwicklung	1,00
16.6	Ergebnisse/Bedeutung/Beitrag des Ausbildung	0	0	Selbstbewusstseinssteigerung	1,00
16.7	Lehrkräfte	0	0	fachlich kompetent	1,00
16.8	Lehrkräfte	0	0	pädagogisch kompetent	1,00
16.8	Unterrichtsveranstaltungen	Woche	0	spannend	0,85
16.9	Unterrichtsveranstaltungen	Wochen in der Praxis	0	abwechslungsreich	0,85
17.1	Ergebnisse/Bedeutung/Beitrag des Ausbildung	0	0	Wissenszuwachs	1,00
17.2	Ergebnisse/Bedeutung/Beitrag des Ausbildung	0	0	Entwicklung des kritischen Urteilsvermögen	1,00
17.3	Ergebnisse/Bedeutung/Beitrag des Ausbildung	0	0	Selbstständigkeit Entwicklung	1,00
17.3	Ergebnisse/Bedeutung/Beitrag des Ausbildung	0	0	Kompetenzentwicklung	1,00
18.3	Ausbildung	0	0	nebenberuflich	1,00
18.4a)	Ausbildung	0	0	anstrengend	0,33
18.5	Ergebnisse/Bedeutung/Beitrag des Ausbildung	0	0	Wissenszuwachs	1,00
18.5	Ausbildung	0	0	interdisziplinär	1,00
18.6	Ergebnisse/Bedeutung/Beitrag des Ausbildung	0	0	Gewinn an Wissenschaftlichkeit	1,00
19.1	Ausbildungsbetreuung	Ausbildungsbetreuung	0	gut	1,00
19.1	Ausbildungsbetreuung	Ausbildungsbetreuung	0	chaotisch	0,40
19.2	Lehrkräfte	0	0	hilfsbereit	0,40
19.2	Lehrkräfte	0	0	zuvorkommend	0,40
19.2	Lehrkräfte	0	0	fair	0,40
19.2	Lehrkräfte	0	0	fachlich kompetent	0,40
19.2	Lehrkräfte	0	0	sozial kompetent	0,40
19.5	Ausbildungsorganisation	Schule	Ohne zeitliche Angabe	mangelhaft	0,35

19.6	Ausbildungsorganisation	Schule	Ohne zeitliche Angabe	ärgerlich	0,35
20.1a)	Lehrkräfte	Dozenten	0	freundlich	0,33
20.1a)	Lehrkräfte	Dozenten	0	kompetent	0,33
20.1b)	Lehrkräfte	Dozenten	0	unvorbereitet	0,33
20.1b)	Lehrkräfte	Dozenten	0	unmotiviert	0,33
20.2	Unterrichtsveranstaltungen	Praxisseminare	0	anstrengend	0,35
20.2	Unterrichtsveranstaltungen	Praxisseminare	0	machbar	0,35
20.4	Ausbildungsorganisation	Organisation	Am Anfang	furchtbar	1,00
20.5	Ausbildungsorganisation	0	Am Anfang	chaotisch	1,00
20.6	Ausbildungsorganisation	0	Später	besser	1,00
20.7	Ausbildungsbetreuung	Ausbildungsbetreuung	0	gut	1,00
21.1	Ausbildungsorganisation	0	Am Anfang	chaotisch	1,00
21.4	Ausbildung	0	0	nebenberuflich	1,00
21.4	Ausbildung	0	0	anstrengend	1,00
21.6	Ausbildung	0	0	theorieorientiert	1,00
21.11	Klausuren / Referate	Arbeiten	Hausarbeit / Klausuren	anspruchsvoll	0,35
21.12, 21.14	Ausbildungsbetreuung	Betreuung	0	gut	1,00
22.1	Ausbildungsorganisation	Ausbildungsorganisation	Am Anfang	chaotisch	1,00
22.3	Modulinhalte	Themen	0	ungenügend praktisch umsetzbar	0,15
22.5	Unterrichtsveranstaltungen	Unterricht	0	unstrukturiert	1,00
22.6	Lehrkräfte	0	0	amateurhaft	0,33
22.6	Lehrkräfte	0	0	professionell	0,33
22.6	Lehrkräfte	0	0	fachmännisch	0,33
22.7	Ausbildungsbetreuung	Ausbildungsbetreuung	0	grenzwertig	1,00
22.8	Klausuren / Referate	0	0	unstrukturiert	1,00
22.8	Klausuren / Referate	0	0	verbesserungswürdig	1,00
22.9	Lehrkräfte	Dozenten	0	unprofessionell	0,33
23.1	Ausbildung	0	0	bereichernd	1,00

XXX

23.2a)	Ausbildung	0	0	anstrengend	0,33
23.2b)	Unterrichtsveranstaltungen	Praxisseminare	0	zeitaufwendig	1,00
23.3	Lehrkräfte	0	0	kompetent	1,00
23.3	Lehrkräfte	0	0	hilfsbereit	1,00
23.4	Ausbildungsbetreuung	Betreuung während des Ausbildung	0	sehr gut	1,00
23.5	Lehrkräfte	Dozenten	0	gut erreichbar	1,00
23.5	Lehrkräfte	Dozenten	0	aufnahmebereit	1,00
23.6	Ergebnisse/Bedeutung/Beitrag des Ausbildung	0	0	Denken in Zusammenhängen	1,00
23.7a)	Klausuren / Referate	Hausarbeit / Klausur / Klausuren	Hausarbeit / Klausuren	Spaß gemacht	1,00
23.7b)	Klausuren / Referate	Hausarbeit / Klausur / Klausuren	Hausarbeit / Klausuren	nützlich	1,00
23.8	Ausbildungsorganisation	Organisation	Ohne zeitliche Angabe	chaotisch	0,40
23.9	Ausbildung	0	0	Spaß gemacht	1,00
24.1	Klausuren / Referate	Arbeiten	Hausarbeit / Klausuren	wissenschaftlich	1,00
24.1	Klausuren / Referate	Arbeiten	Hausarbeit / Klausuren	schwer	1,00
24.2	Klausuren / Referate	Arbeiten	Hausarbeit / Klausuren	nicht eindeutig	1,00
24.3	Klausuren / Referate	Arbeiten	Hausarbeit / Klausuren	nicht eindeutig	1,00
24.5	Lehrkräfte	Dozenten	0	unterschiedliche Anforderungen gehabt	1,00
24.6	Ausbildungsorganisation	Organisation	Am Anfang	chaotisch	1,00
24.8	Ausbildungsorganisation	0	Am Anfang	ungeregelt	1,00
24.9	Ausbildungsorganisation	0	Später	besser	1,00
24.10	Unterrichtsveranstaltungen	Unterricht	0	anspruchsvoll	0,40
24.11	Unterrichtsveranstaltungen	Unterricht	0	überflüssig	0,40
24.12	Lehrkräfte	0	0	qualitativ sehr unterschiedlich	1,00
24.13	Lehrkräfte	Dozenten	0	unmotiviert	0,40
24.13	Lehrkräfte	Dozenten	0	unprofessionell	0,40

25.1	Unterrichtsveranstaltungen	Praxisseminare	0	zeitaufwendig	1,00
25.1	Unterrichtsveranstaltungen	Praxisseminare	0	kostspielig	1,00
25.3	Lehrkräfte	0	0	unterschiedliche Didaktik	1,00
25.4	Lehrkräfte	0	0	inspirierend	0,40
25.4	Lehrkräfte	0	0	vorbildlich	0,40
25.5a)	Lehrkräfte	0	0	didaktisch schwach	0,40
25.5b)	Klausuren / Referate	Hausarbeit / Klausur / Klausuren	Hausarbeit / Klausuren	nützlich	1,00
25.6	Ausbildungsorganisation	Ausbildungsorganisation	Ohne zeitliche Angabe	chaotisch	0,40
25.8, 25.14	Klausuren / Referate	Arbeit, Leistungsnachweis	0	motivierend	1,00
25.10	Ausbildungsbetreuung	Studienbetreuung	0	funktionierend	1,00
25.11	Ausbildung	letzte 3 Jahre	0	bereichernd	1,00
25.12	Ergebnisse/Bedeutung/Beitrag des Ausbildung	0	0	Weiterentwicklung	1,00
25.13	Ausbildung	0	0	hart	0,40
25.14	Ausbildung	0	0	stressig	0,40
25.15	Unterrichtsveranstaltungen	Wochenende	0	Spaß gemacht	1,00
26.1	Ausbildungsorganisation	Ausbildungsorganisation	Am Anfang	chaotisch	1,00
26.1	Ausbildungsorganisation	Ausbildungsorganisation	Am Anfang	unorganisiert	1,00
26.2	Ausbildungsorganisation	Ausbildungsorganisation	Später	besser	1,00
26.4	Unterrichtsveranstaltungen	Praxisseminare	0	stressig	1,00
26.4	Unterrichtsveranstaltungen	Praxisseminare	0	Spaß gemacht	1,00
26.6	Ergebnisse/Bedeutung/Beitrag des Ausbildung	0	0	Wissenszuwachs	1,00
26.7a)	Ausbildung	0	0	berufsbegleitend	1,00
26.7a)	Ausbildung	0	0	anstrengend	1,00

26.7b)	Ergebnis-se/Bedeutung/Beitra g des Ausbildung	0	0	Wissenszuwachs	1,00
26.8	Ergebnis-se/Bedeutung/Beitra g des Ausbildung	0	0	Wissenszuwachs	1,00
26.9	Lehrkräfte	0	0	fachlich kompetent	0,40
26.9	Lehrkräfte	0	0	sozial kompetent	0,40
26.10. 26.11	Lehrkräfte	0	0	unmotiviert	0,25
26.10. 26.11	Lehrkräfte	0	0	überfordert	0,25
26.12	Ergebnis-se/Bedeutung/Beitra g des Ausbildung	0	0	Wissenszuwachs	1,00
26.13	Klausuren / Referate	0	0	problemloser Erhalt	1,00
26.14	Klausuren / Referate	Hausarbeit / Klausur / Klausuren	Hausarbeit / Klausuren	herausfordernd	0,33
26.20	Ausbildungsbetreu-ung	Ausbildungsbe-treuung	0	super	1,00
26.21	Ausbildungsbetreu-ung	Ausbildungsbe-treuung	0	effizient	1,00
27.1	Ausbildungsorganisa-tion	Ausbildungsbe-treuung	Am Anfang	sehr schlecht	1,00
27.4a)	Ausbildungsorganisa-tion	0	Am Anfang	ärgerlich	1,00
27.4b)	Ausbildungsorganisa-tion	0	Später	besser	1,00
27.5	Ausbildungsbetreu-ung	Ausbildungsbe-treuung	0	nicht existierend	1,00
27.11	Lehrkräfte	Dozenten	0	qualitativ sehr un-terschiedlich	1,00
27.12	Lehrkräfte	Dozenten	0	toll	0,15
27.12	Lehrkräfte	Dozenten	0	lehrfreudig	0,15
27.12	Lehrkräfte	Dozenten	0	engagiert	0,15
27.13	Lehrkräfte	Dozenten	0	didaktisch schwach	0,40
27.14	Unterrichtsveranstal-tungen	Praxisseminare	0	überflüssig	0,60
27.15	Klausuren / Referate	Hausarbeit / Klausur / Klausuren	Hausarbeit / Klausuren	nicht schwer	1,00
27.17	Klausuren / Referate	Hausarbeit / Klausur / Klausuren	Hausarbeit / Klausuren	nicht eindeutig	1,00
27.18	Klausuren / Referate	Hausarbeit / Klausur / Klausuren	Hausarbeit / Klausuren	nicht eindeutig	0,25
27.20	Ergebnis-se/Bedeutung/Beitra g	0	0	Freude	1,00

	g des Ausbildung				
28.1	Ergebnisse/Bedeutung/Beitrag des Ausbildung	0	0	persönliche Entwicklung	1,00
28.2	Ergebnisse/Bedeutung/Beitrag des Ausbildung	0	0	Selbstwertsteigerung	1,00
28.5, 28.6	Ergebnisse/Bedeutung/Beitrag des Ausbildung	0	0	Wissenszuwachs	1,00
28.7	Modulinhalte	Seminar	0	interessant	1,00
28.9	Ergebnisse/Bedeutung/Beitrag des Ausbildung	0	0	Konzentrationsverbesserung	1,00
28.10	Ergebnisse/Bedeutung/Beitrag des Ausbildung	0	0	Zielstrebig Entwicklung	1,00
28.14	Ergebnisse/Bedeutung/Beitrag des Ausbildung	0	0	Freude	1,00
28.15, 28.16	Lehrkräfte	Dozenten	0	toll	1,00
28.17	Ergebnisse/Bedeutung/Beitrag des Ausbildung	0	0	Selbstständigkeit Entwicklung	1,00
28.18	Ergebnisse/Bedeutung/Beitrag des Ausbildung	0	0	Selbstvertrauen Steigerung	1,00
29.1, 29.2	Ausbildung	0	0	notwendig	1,00
29.3, 29.4	Ergebnisse/Bedeutung/Beitrag des Ausbildung	0	0	Wissenszuwachs	1,00
29.5a)	Modulinhalte	Themen	0	interessant	0,40
29.5b)	Modulinhalte	0	0	berufsrelevant	0,40
29.6	Klausuren / Referate	Hausarbeit / Klausur / Klausuren	Hausarbeit / Klausuren	thematisch nicht limitiert	1,00
29.7b)	Klausuren / Referate	Hausarbeit / Klausur / Klausuren	Hausarbeit / Klausuren	berufsrelevant	1,00
29.8	Ausbildung	0	0	zeitaufwendig	1,00
29.8	Ausbildung	0	0	belastend	1,00
29.9	Ausbildung	0	0	anstrengend	0,33
29.10	Privatleben	0	0	beschränkt	0,33
29.12	Lehrkräfte	Dozenten	0	gut	1,00

29.14	Unterrichtsveranstaltungen	Veranstaltungen	0	angenehm	1,00
29.17	Ausbildungsorganisation	Organisation	Ohne zeitliche Angabe	mangelhaft	0,40
29.17	Ausbildungsorganisation	Organisation	Ohne zeitliche Angabe	belastend	0,40
30.1	Ausbildung	0	0	nebenberuflich	1,00
30.3	Ausbildung	0	0	Teilzeit	1,00
30.4	Lehrkräfte	Dozenten	0	aus unterschiedlichen Fachgebieten	1,00
30.6	Ergebnisse/Bedeutung/Beitrag des Ausbildung	0	0	Horizonterweiterung	1,00
30.6	Ergebnisse/Bedeutung/Beitrag des Ausbildung	0	0	Wissenszuwachs	1,00
30.6	Ergebnisse/Bedeutung/Beitrag des Ausbildung	0	0	Entwicklung des kritischen Urteilsvermögen	1,00
30.6	Ergebnisse/Bedeutung/Beitrag des Ausbildung	0	0	Denken in Zusammenhängen	1,00
30.7	Lehrkräfte	0	0	unterschiedliche Didaktik	1,00
30.8	Lehrkräfte	Dozenten	0	didaktisch kompetent	0,33
30.8	Lehrkräfte	Dozenten	0	didaktisch schwach	0,33
30.9	Klausuren / Referate	0	0	gut	1,00
30.9	Klausuren / Referate	0	0	nützlich	1,00
30.10	Unterrichtsveranstaltungen	Seminar	0	schlecht	0,33
30.11	Ausbildungsorganisation	Ausbildungsorganisation	Am Anfang	mangelhaft	1,00
30.14	Ausbildungsbetreuung	Betreuung	0	nicht perfekt	1,00

Anlage 4 Quantitative Auswertung

Tabelle 5: Quantitative Auswertungen

Ausbildung und Praxis					Alle Beschreibungs-merkmale (Wertung (+, -) , Beschreibung (/))		Beschreibungsmerkmale mit Wertung (+, -)	
Attribut	Wertung (+, -) oder Beschreibung (/)	Häufigkeit_ Abs.	Häufigkeit_ Rel. %	Gewicht_in sgesamt	Anteil_Abs.	Anteil_ Rel / %	Anteil_Abs.	Anteil_ Rel / %
zeitaufwendig	-	4	9,5	4,0				
anspruchsvoll	-	1	2,4	1,0				
stressig	-	2	4,8	0,5				
schleppend	-	1	2,4	0,3				
belastend	-	3	7,1	2,6				
anstrengend	-	8	19,0	6,0				
aufwendig	-	1	2,4	0,3	14,7325	40,11	14,7325	14,73
themenbreit	/	2	4,8	2,0				
berufsbegleitend	/	4	9,5	4,0				
interdisziplinär	/	3	7,1	3,0				
theorieorientiert	/	1	2,4	1,0				
teilzeit	/	1	2,4	1,0				
notwendig	/	1	2,4	1,0				
vollzeit	/	0	0,0	0,0	12	32,67	0	0,00
zufriedenstellend	+	1	2,4	1,0				
motivierend	+	1	2,4	1,0				
bewältigbar	+	3	7,1	3,0				
Spaß gemacht	+	2	4,8	2,0				
machbar	+	1	2,4	1,0				
bereichend	+	2	4,8	2,0	10	27,22	10	10,00
Summe	n./a.	42,00	100,00	36,73	36,7325	100,00	24,7	24,73
Median	n./a.	1,50	3,57	1,00	Neg. Wertungen - Pos.Wertungen			
Max = Modus	n./a.	8,00	19,05	5,99			4,7325	4,7325
Min	n./a.	0,00	0,00	0,00				
Mittelwert	n./a.	2,10	5,00	1,84				

Attribut	Häufigkeit_Abs.
zeitaufwendig	4
anspruchvoll	1
stressig	1
schleppend	1
belastend	3
anstrengend	8
aufwendig	1
themenbreit	2
berufsbegleitend	4
interdisziplinär	4
theorieorientiert	1
teilzet	1
notwendig	1
vollzeit	6
zufriedenstellend	1
motivierend	1
bewältigbar	3
Spaß gemacht	2
machbar	1
bereichend	2

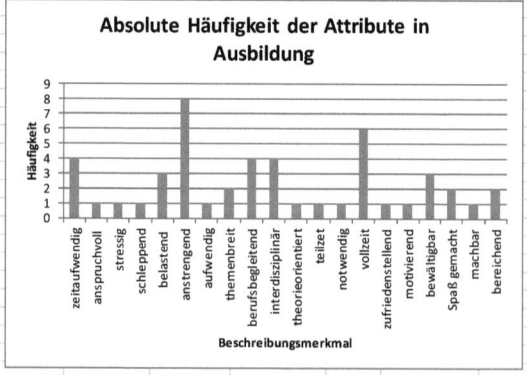

| Ausbildungsbetreuung | | | | | Beschreibungsmerkmale mit Wertung (+, -) | |

Attribut	Wertung (+, -) oder Beschreibung (/)	Häufigkeit_ Abs.	Häufigkeit_ Rel. %	Gewicht_in sgesamt	Anteil_Abs.	Anteil_Rel / %
chaotisch	-	8,00	44,44	0,40		
grenzwertig	-	1,00	5,56	1,00		
nicht existierend	-	1,00	5,56	1,00		
nicht perfekt	-	1,00	5,56	1,00	3,40	32,69
effizient	+	1,00	5,56	1,00		
funktionierend	+	1,00	5,56	1,00		
gut	+	3,00	16,67	3,00		
sehr gut	+	1,00	5,56	1,00		
super	+	1,00	5,56	1,00	7,00	67,31
Summe	n./a.	18,00	100,00	10,40	10,40	100,00
Median	n./a.	1,00	5,56	1,00		
Max = Modus	n./a.	8,00	44,44	3,00		
Min	n./a.	1,00	5,56	0,40		
Mittelwert	n./a.	2,00	11,11	1,16		
			Neg. Wertungen - Pos.Wertungen		-3,60	-34,62

Attribut	Absolute Häufigkeit	Relative Häufigkeit (%)
chaotisch	-8	-44,44
grenzwertig	-1	-5,56
nicht existierend	-1	-5,56
nicht perfekt	-1	-5,56
effizient	1	5,56
funktionierend	1	5,56
gut	3	16,67
sehr gut	1	5,56
super	1	5,56

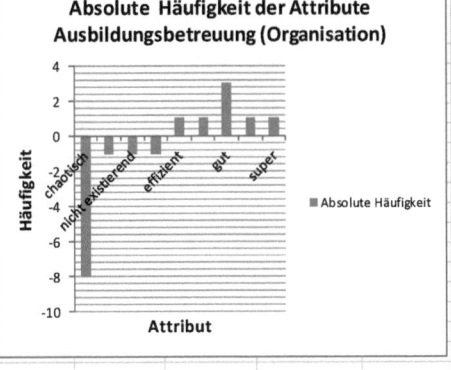

Absolute Häufigkeit der Attribute Ausbildungsbetreuung (Organisation)

XXXVII

Attribut	Wertung (+, -) oder Beschreibung (/)	Häufigkeit_ Abs.	Häufigkeit_ Rel. %	Gewicht_in sgesamt	Anteil_Abs.	Anteil_ Rel / %
ungenügend praktisch umsetzbar	-	1	7,14	0,2		
uninteressant	-	1	7,14	0,4		
nicht fachübergreifend	-	1	7,14	0,4	1,0	10,11
beruflich umsetzbar	+	1	7,14	0,6		
gut	+	1	7,14	0,5		
horizonterweiternd	+	1	7,14	1		
informativ	+	1	7,14	0,6		
interessant	+	6	42,86	4,75		
qualitativ besser	+	1	7,14	1	8,45	89,89
Summe	n./a.	14,00	100,00	9,40	9,40	100,00
Median	n./a.	1,00	7,14	0,60		
Max = Modus	n./a.	6,00	42,86	4,75		
Min	n./a.	1,00	7,14	0,15		
Mittelwert	n./a.	1,56	11,11	1,04		
				Neg. Wertungen - Pos.Wertungen	-7,50	-79,79

Attribut	Relative
ungenügend praktisch	7,142857143
uninteressant	7,142857143
nicht fachübergreifend	7,142857143
beruflich umsetzbar	7,142857143
gut	7,142857143
horizonterweiternd	7,142857143
informativ	7,142857143
interessant	42,85714286
qualitativ besser	7,142857143
Insgesamt	100

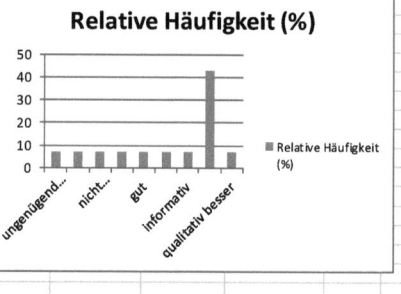

Relative Häufigkeit (%)

■ Relative Häufigkeit (%)

Anlage 5 Unterrichtsbeobachtungsbogen

Unterricht / Präsentation   **Bewertungsbogen**

Dozent: _____   Datum: _____

Thema: _____   Zeitumfang: _____

Note:

Faktor / Kategorien		sehr gut	gut	kann verbes-sern	sollte verbes-sern	muss verbes-sern	gravierende Mängel	
		+++	++	+	-	--	---	
	Vortragsweise	möglichst frei							"stur" vom Blatt abgelesen
10%	Blickkontakt	Zuhörer: Fühle mich sich angesprochen							fehlt, einseitig, abgewandt
	Mimik/Gestik	unterstreicht die Aussage, ist offen, natürlich, lebendig							übertrieben, künstlich, unsicher, blockiert, verschlossen, steif
10%	Sprechweise/Einsatz der Stimme	deutlich, angemessen in Lautstärke und Betonung, lebendig							undeutlich, monoton, zu laut oder zu leise
	Tempo/Pausen	dynamisch, zusammenhängend, angemessene Pausen							keine Pausen, zu langsam, zu schnell
	Sicherheit im Auftreten/Glaubwürdig-keit	steht hinter der Sache, überzeugt Zuhörer							Vortrag teilnahmslos, uninteressiert, Überzeugungskraft fehlt
10%	Adressatenorientierung	anregend, spannend, „du"/schülerorientiert/Interesse wird geweckt/achtet auf Feedback der „Schüler"							langweilig, Nutzen für Schüler nicht erkennbar
	Sprache/Fachsprache	verständlich in Satzbau und Wortwahl/Einfachheit in Einsatz und Ausdruck							unverständlich, kompliziert, unangemessen, unsicher, fehlerhaft
	Medieneinsatz - Inhalt	passend, verständlich, an der richtigen Stelle zusätzliche Informationen							keine Visualisierung, Auswahl zu viel, zu wenig, zu schnell
	Medieneinsatz -optische Umsetzung	aussagekräftige Schaubilder, übersichtliche Tabellen, funktional							kein Aussagewert, unleserlich, überladen, chaotische Anordnung
20%	Material (auch Klausur)	sauberes Layout, vollständig, ohne Rechtschreibfehler, reduziert auf Wesentliches							schlampig, lückenhaft, ungegliedert, zu wenig - zu viel
	Aufbau/Gliederung	logisch, klar erkennbar, zielgerichtet hilfreich, systematisch							nicht erkennbar, chaotisch, zusammenhanglos
	Inhalt- Quantität (Umfang)	angemessen							zu kurz - zu lang
40%	Inhalt- Qualität	sachlich richtig, wesentliche Inhalte, zusätzliche Anregung							sachliche Fehler, Lücken, wenig Substanz, am Thema vorbei
	Inhalt-Verständlichkeit	Zusammenhang ist verständlich erklärt, klar erklärt, einleuchtend							Zusammenhänge bleiben verworren, zu abgehoben

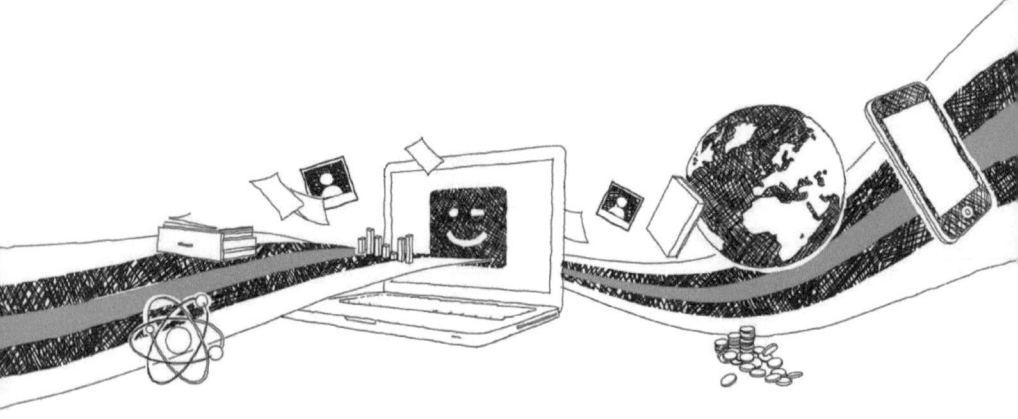
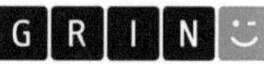